Delvadiya Niravkumar

Desenvolvimento de um ensaio rápido de diagnóstico serológico por imunofiltração

Delvadiya Niravkumar

Desenvolvimento de um ensaio rápido de diagnóstico serológico por imunofiltração

Imprint

Any brand names and product names mentioned in this book are subject to trademark, brand or patent protection and are trademarks or registered trademarks of their respective holders. The use of brand names, product names, common names, trade names, product descriptions etc. even without a particular marking in this work is in no way to be construed to mean that such names may be regarded as unrestricted in respect of trademark and brand protection legislation and could thus be used by anyone.

Cover image: www.ingimage.com

This book is a translation from the original published under ISBN 978-3-659-83276-5.

Publisher:
Sciencia Scripts
is a trademark of
Dodo Books Indian Ocean Ltd. and OmniScriptum S.R.L publishing group

120 High Road, East Finchley, London, N2 9ED, United Kingdom
Str. Armeneasca 28/1, office 1, Chisinau MD-2012, Republic of Moldova, Europe
Printed at: see last page
ISBN: 978-620-2-95620-8

ÍNDICE DE CONTEÚDOS

1. <u>INTRODUÇÃO</u>

O vírus da hepatite C (VHC) foi identificado como o agente causador da maioria das hepatites não A e não B transmitidas por via parentérica (Kazuaki Takahashi *et al*,1992). O vírus da hepatite C (VHC) é uma doença infecciosa prevalecente (Xie Li *et al,2007*). O vírus da hepatite C (VHC) é a infeção crónica mais comum no sangue e está envolvido em 40% das doenças crónicas do fígado. O VHC foi inicialmente isolado do soro de uma pessoa com hepatite não A e não B em 1989 por Choo *et al*. Descobriu-se que este vírus recém-descoberto era a causa de aproximadamente 90% da hepatite não A e não B. A infeção pelo vírus da hepatite C (VHC) afecta mais de 170-200 milhões de pessoas em todo o mundo, sendo que a grande maioria dos doentes com hepatite C aguda desenvolve uma infeção crónica pelo VHC. Em última análise, pode resultar em cirrose hepática, insuficiência hepática ou carcinoma hepatocelular, que são responsáveis por centenas de milhares de mortes todos os anos (Stephane Chevaliez *et al*). A hepatite C crónica é a causa mais comum de doença hepática crónica e cirrose, e a indicação mais comum para o transplante de fígado nos Estados Unidos, na Austrália e na maior parte da Europa.

Cerca de 170-200 milhões de pessoas estão cronicamente infectadas com o VHC. Estima-se que mais de 350000 pessoas morram anualmente de doenças hepáticas relacionadas com o VHC (OMS, 2012). Cerca de ~3% da população mundial. O VHC divide-se em seis genótipos com numerosos subtipos. Estes genótipos podem diferir até 30% uns dos outros na sequência de nucleótidos. Dependendo do genótipo do VHC, a duração do tratamento pode ser diferente. O genótipo 1b é dominante no Japão. Em Pequim, na China, de 63 amostras de ARN do VHC, 52% eram do genótipo 2 e 29% do tipo 3. Na Tailândia, o VHC 3a foi o genótipo mais comum, com 50-60%, sendo os restantes 1a, 1b e 6 (10-20% cada).O genótipo 3 é mais comum no subcontinente indiano, enquanto o genótipo 4 é o genótipo mais comum em África e no Médio Oriente. O genótipo 5 pode ser encontrado na África do Sul e, como já foi referido, o genótipo 6 pode ser encontrado no Sudeste Asiático. (Theodore Sy *et al* 2006)

O vírus da hepatite C é um vírus RNA que pertence à família flaviviridae. O VHC replica-se no citoplasma dos hepatócitos, mas não é diretamente citopático. A infeção persistente parece depender da produção rápida de vírus e da propagação contínua de célula para célula, juntamente com a falta de uma resposta imunitária vigorosa das células T aos antigénios do VHC. A taxa de renovação do VHC pode ser bastante elevada, com uma replicação que varia entre 1010 e 1012 viriões por dia e uma semi-vida viral prevista de 2 a 3 horas. A rápida replicação viral e a falta de revisão de erros pela RNA polimerase viral são razões pelas quais o genoma do RNA do HCV sofre mutações frequentes. Existem seis genótipos conhecidos (numerados de 1 a 6) e mais de 50 subtipos (por exemplo, 1a, 1b, 2a...). As mutações frequentes do VHC e os numerosos subtipos tornaram a procura de uma vacina contra o VHC um desafio (Stephen L. chen *et al*, 2006).

Atualmente, o diagnóstico laboratorial da infeção pelo VHC é geralmente feito com base na deteção de anticorpos e/ou antigénio do VHC. Estão disponíveis vários tipos de testes serológicos para a deteção de anticorpos contra o VHC, geralmente classificados como testes de rastreio ou testes de confirmação. O diagnóstico da infeção pelo VHC é feito através da deteção de marcadores virais e do hospedeiro, que aparecem de forma bastante consistente entre os indivíduos em vários momentos após a infeção. Existem vários testes de diagnóstico da hepatite C, incluindo o diagnóstico imunológico por imunoensaio enzimático ou ELISA, ensaios rápidos (ensaio de fluxo contínuo e ensaio de fluxo lateral) e ensaio de immunoblot recombinante para a deteção de anticorpos anti-VHC, diagnóstico molecular por reação quantitativa em cadeia da polimerase do ARN do VHC (transcriptase inversa - PCR).

O desempenho diagnóstico dos testes rápidos é comparável ao dos métodos AIE tradicionais (ou seja, sensibilidade >99% e especificidade >98%). Os testes rápidos podem ser particularmente adequados para utilização em contextos de recursos limitados, uma vez que podem ser efectuados em clínicas ou na comunidade e requerem pouco equipamento. Para além das vantagens supramencionadas dos testes rápidos, estes são rápidos e fáceis de executar, o que os torna mais eficazes do que os EIA em laboratórios de baixo rendimento, a maioria dos testes rápidos é apresentada sob a forma de um kit que incorpora os reagentes e, normalmente, não requer equipamento adicional, os procedimentos são mais simples e envolvem um número limitado de passos, há uma menor probabilidade de erro e os resultados dos testes ficam disponíveis em 10-30 minutos.

OBJECTIVO:

O presente estudo tem por objetivo desenvolver um ensaio de serodiagnóstico por imunofiltração para a deteção do HCV através de um ensaio rápido (ensaio de fluxo).

Objectivos:

Cha Caracterização dos antigénios do VHC

1) Determinar a concentração de stock de antigénios do VHC por estimativa de proteínas.

2) Determinar a pureza dos antigénios do VHC por SDS-PAGE.

3) Determinar a imuno-reatividade dos antigénios do VHC por ELISA.

Otimização dos antigénios do VHC no ensaio de imunofiltração.

Estudo de avaliação para determinar a sensibilidade e a especificidade (ou seja, o potencial de diagnóstico) do ensaio de fluxo contínuo.

2. <u>REVISÃO DA LITERATURA</u>

2.1 Hepatite :

Hepatite é um termo geral que significa inflamação do fígado (Hepa significa Fígado e itis significa inflamação) e pode ser causada por vários mecanismos, incluindo agentes infecciosos. A hepatite viral pode ser causada por uma variedade de vírus diferentes, como os vírus da hepatite A, B, C, D, E e G. Uma vez que o desenvolvimento de iterícia é uma caraterística da doença hepática e não apenas da hepatite viral, um diagnóstico correto só pode ser feito através da análise do soro do doente para detetar a presença de anticorpos anti-virais específicos (OMS, outubro de 2000)

O VHC é um vírus transmitido pelo sangue que era anteriormente designado por hepatite não A/não B. Cerca de 150 000 000 de pessoas estão cronicamente infectadas com o VHC. Estima-se que mais de 350 000 pessoas morram anualmente de doenças hepáticas relacionadas com o VHC [referência 12]. O VHC tem seis genótipos principais, numerados de 1 a 6. O genótipo 1, que é o mais comum nos EUA, entra no corpo através da exposição direta ao sangue. O vírus ataca as células do fígado, onde se multiplica (replica). O VHC causa inflamação no fígado e mata as células hepáticas. Até 80% das pessoas inicialmente infectadas pelo VHC podem tornar-se cronicamente infectadas, ou seja, a infeção não desaparece no prazo de seis meses. A maioria das pessoas com VHC crónico não apresenta sintomas e leva uma vida normal. No entanto, em 10-25% das pessoas com VHC crónico, a doença progride ao longo de um período de 10-40 anos e pode levar a lesões hepáticas graves, cirrose (cicatrizes) e cancro do fígado. Atualmente, o VHC é a principal razão para a realização de transplantes de fígado nos EUA. Não existe atualmente uma vacina ou cura para o VHC, mas vários tratamentos podem erradicar o vírus e/ou ajudar a retardar ou parar a progressão da doença em algumas pessoas.(Alan Franciscus Liz *et al;2011)*

2.2 História do vírus da hepatite c :

A história das hepatites virais remonta a vários milénios. As informações contidas na literatura chinesa referem a ocorrência de iterícia na sua população há mais de cinco mil anos. Na Babilónia, há relatos de surtos de iterícia há mais de 2.500 anos. Escritos de Hipócrates, que viveu provavelmente 300 a 400 anos antes de Cristo, mostram historicamente que: a iterícia seria provavelmente de origem infecciosa e o problema poderia estar no fígado; a acumulação de líquido no abdómen (ascite) poderia ser causada por doença crónica neste órgão. Em 752, carta do Papa Zacarias a S. Bonifácio, arcebispo de Mainz (Alemanha), relata a ocorrência de um surto de iterícia contagiosa entre os habitantes da cidade. Relata que a quarentena estava a recomendar aos habitantes iterícia como forma de evitar a doença·

Uma doença sem agente biológico identificado. Durante várias décadas, esta questão foi um ponto de interrogação constante para os investigadores e estudiosos da história natural das reacções transfusionais das hepatites não-A e não-B. Nos primeiros anos da década de 80, estudos experimentais em primatas e desenvolvidos no centro de controlo de Atlanta EUA, revelaram a presença de um agente infecioso com 60nm de diâmetro, revestido por um envelope lipoproteico, genoma constituído por ácido ribonucleico (RNA), originalmente classificado como pertencente à família *Togaviridae* e transmissível pelo sangue e derivados. Na altura da descoberta, Daniel Bradley e colaboradores deram-lhe o nome de *agente de forma tubular* (José Carlos Ferraz da Fonseca).

Em 1989, através de sucessivos estudos de biologia molecular, Qui-Lim Choo-George Kuo, Daniel Bradley e Michael Hougthon, após seis anos de intensa investigação (1982-1988), identificaram finalmente o genoma do agente viral (clonagem molecular) responsável por 80 a 90% das reacções transfusionais de hepatite não-A e não-B. Esse agente foi denominado vírus da hepatite C. No mesmo ano da identificação do VHC, George Kuo *et al.* relataram o desenvolvimento de um teste erológico para a deteção de anticorpos contra a infeção pelo VHC (anti-VHC).

2.3 Classificação:

Grupo: Grupo IV [(+) ss
RNA] Família: Flaviviridae
Género: Hepacivírus
Espécies: Vírus da hepatite C

2.4 Morfologia, genoma e proteínas :

O vírus da hepatite C (VHC) é um vírus pequeno, com 30-6 nm de tamanho. Consiste num genoma linear de ARN de cadeia simples, encerrado num núcleo e rodeado por um envelope que contém glicoproteínas. Duas glicoproteínas E1 e E2 do envelope viral estão integradas no envelope lipídico. Foram identificados pelo menos seis genótipos diferentes e muitos subtipos, o que indica uma elevada mutabilidade. Devido a esta diversidade, existe pouca imunidade heteróloga ou mesmo homóloga pós-infeção da hepatite C.(HEPATITE C novembro de 2008).

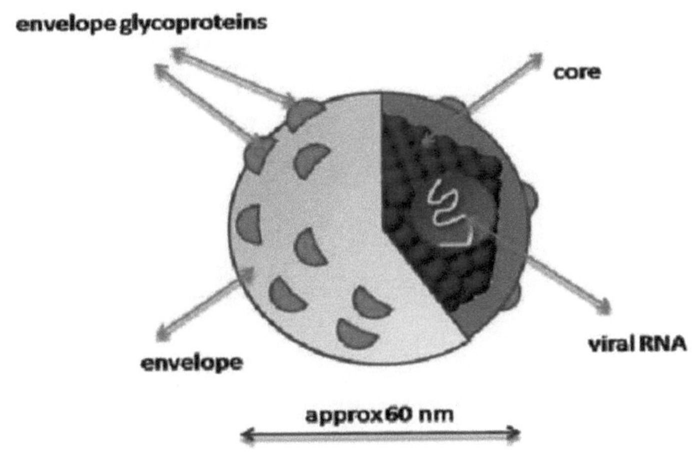

[FIG 1 : Morfologia do VHC].

O VHC contém uma molécula de ARN de cadeia simples e sentido positivo de 9,6 kb com um longo quadro de leitura aberta que codifica uma grande poliproteína de cerca de 3000 aminoácidos, que sofre clivagem co- e pós-tradução por proteases virais e do hospedeiro para produzir proteínas virais individuais.

O genoma do VHC foi clonado em 1989. Uma região 5'- não traduzida altamente conservada, com cerca de 340 nucleótidos, precede o códão de iniciação da tradução. Existe também uma região 3'- não traduzida de comprimento variável (constituída por uma sequência curta e pouco conservada (2842 nucleótidos), um trato de poli(u)/polipirimidina e um elemento de 98 bases altamente conservado).

O quarto N-terminal do genoma codifica o núcleo e as proteínas estruturais. Estas consistem numa proteína do nucleocapsídeo (C) de ligação aos ácidos nucleicos, não glicosilada, com cerca de 190 aminoácidos (cerca de 21 kD) e uma ou possivelmente duas glicoproteínas associadas à membrana (E1 e E2/NS1) com cerca de 190 e 370 aminoácidos, respetivamente (33 e 70 kD quando glicosiladas).

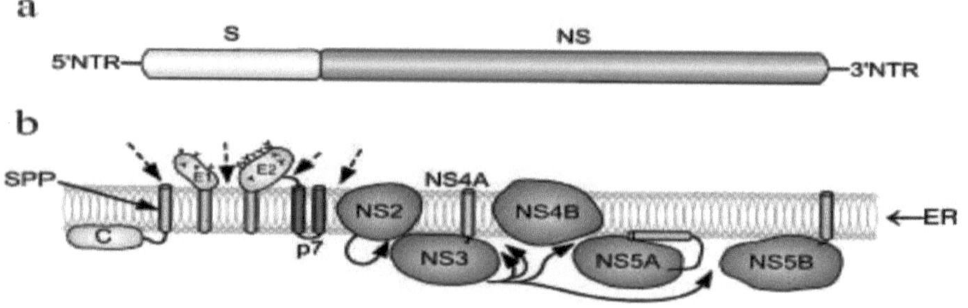

[FIG 2: Organização genómica do HCV].

As moléculas glicosiladas E1 e E2 estão ancoradas no lúmen do retículo endoplasmático (RE). A proteína C permanece no lado do citosol. O resto do genoma codifica as proteínas não-estruturais NS2-NS5. As proteínas NS2 (250 aminoácidos), NS3 (500 aminoácidos) e NS4a interagem para mediar o processamento da presumível região NS da poliproteína. A NS3 (500 aminoácidos) é simultaneamente uma enzima de clivagem proteolítica e uma helicase, para facilitar o desenrolar do genoma viral para a replicação. A NS5b é a polimerase de ARN dependente de ARN necessária para a replicação viral. (Relatório da OMS)

[TABELA 1: Função da proteína do VHC]

HCV protein	Function	Apparent molecular weight (kDa)
Core	Nucleocapsid	23 (precursor) 21 (mature)
F/ARF[a]-protein	?	16-17
E1	Envelope Fusion domain?	33-35
E2	Envelope Receptor binding Fusion domain?	70-72
p7	Calcium ion channel (viroporin)	7
NS2	NS2-3 autoprotease	21-23
NS3	Component of NS2-3 and NS3-4A proteinases NTPase/helicase	69
NS4A	NS3-4A proteinase cofactor	6
NS4B	Membranous web induction	27
NS5A	RNA replication by formation of replication complexes	56 (basal form) 58 (hyperphosphorylated form)
NS5B	RNA-dependant RNA polymerase	68
[a] Frameshift/ alternate reading frame		

2.5 Ciclo de replicação

As informações sobre a replicação do VHC são limitadas porque é problemático cultivar o vírus in vitro. O vírus da hepatite C tem de se ligar às células do fígado e infectá-las para poder realizar o seu ciclo de vida e reproduzir-se - é por isso que está associado à doença hepática

1. O vírus localiza-se e liga-se a uma célula do fígado. A hepatite C utiliza proteínas específicas presentes no seu revestimento lipídico protetor para se ligar a um local recetor (CD-81, SR-B1, uma estrutura reconhecível na superfície da célula hepática).

2. O núcleo proteico do vírus penetra na membrana plasmática e entra na célula. Quando o revestimento lipídico se funde com sucesso na membrana plasmática, esta envolve o vírus e o núcleo viral fica dentro da célula. (epidemia org)

3. A partícula do vírus penetra na célula hospedeira e liberta o ARN no citoplasma. O ARN viral entra no ribossoma através do sítio interno de entrada no ribossoma (IRES). (quigene)

4. O ARN viral é traduzido pelo ribossoma em longas sequências de proteínas. Durante e após a tradução, as proteases clivam este precursor num total de nove proteínas maduras, que estão envolvidas na replicação do vírus (NS2 a NS5B) ou formam componentes estruturais da partícula do vírus (núcleo, E1 e E2).

5. O mesmo ARN é também copiado em ARN de cadeia complementar (-), que serve de modelo para a produção de muitos ARN descendentes.

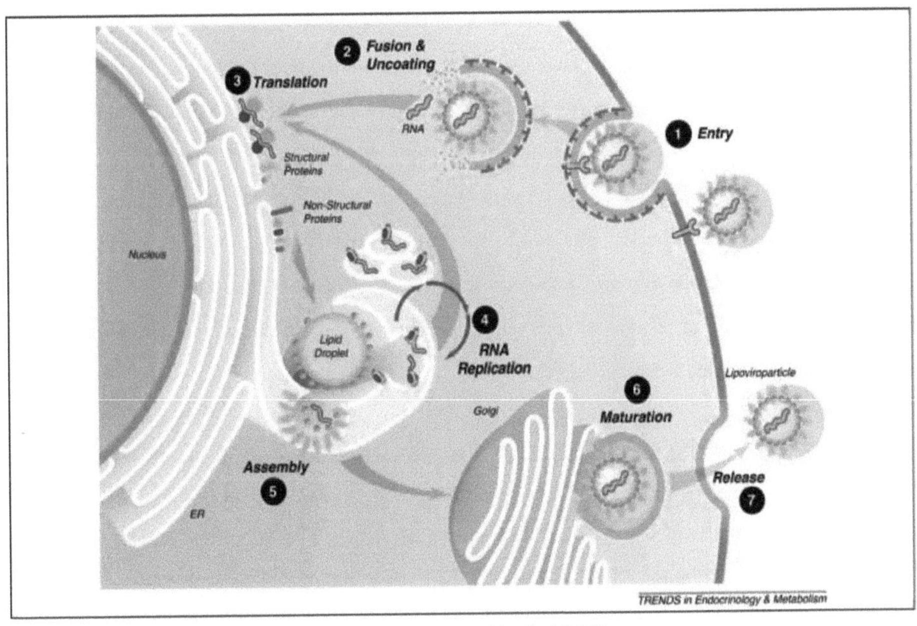

[FIG 3 : ciclo de vida do VHC].

6. As numerosas cópias de ARN obtidas neste processo juntam-se depois aos componentes proteicos

fabricados pelo ribossoma e entram na vesícula vazia, utilizando parte da membrana da vesícula para formar viriões completos. (rockefeller)

7. Os vírus recém-formados deslocam-se para a parte interior da membrana plasmática e ligam-se a ela, criando um botão. A membrana plasmática envolve o vírus e depois liberta-o, fornecendo-lhe o seu revestimento lipídico protetor, que mais tarde utilizará para se fixar a outra célula hepática.

Com o tempo, este ciclo interminável de reprodução resulta em danos significativos para o fígado, uma vez que milhões e milhões de células são destruídas pela reprodução viral ou pelos ataques do sistema imunitário às células infectadas.

2.6 Factores que podem afetar a história natural da infeção pelo VHC:

Vários cofactores, como a presença do VHB e a ingestão de álcool, parecem promover a progressão da doença. A co-infeção crónica HBV / HCV (HBsAg e anti-HCV positivos) é pouco frequente a nível mundial, embora possa estar a surgir na China. Os doentes co-infectados têm um risco mais elevado de carcinoma hepatocelular do que aqueles que estão infectados apenas com um vírus. No entanto, não é claro se este risco elevado reflecte um efeito combinado dos dois vírus na ausência de interação ou algum efeito sinérgico.

O perfil serológico de anti-HBc isolado / anti-VHC positivo é comum. Algumas provas sugerem que a presença de anti-HBc isolado pode aumentar o risco de carcinoma hepatocelular entre os doentes com infeção crónica pelo VHC A ingestão de mais de 50 g de álcool/dia acelera a progressão para cirrose, com um risco três vezes superior Níveis de ALT consistentemente normais estão associados a uma progressão mais lenta da fibrose. Provas limitadas sugerem que a esteato-hepatite pode afetar a progressão da fibrose. A esteato-hepatite, e não a obesidade, parece ser o co-fator importante. No entanto, um estudo de intervenção de Brisbane, Austrália, sugere que a redução do peso reduz a progressão da fibrose.

2.7 Transmissão:

A exposição parentérica ao vírus da hepatite C é o meio mais eficaz de transmissão. A maioria dos doentes infectados com o VHC na Europa e nos Estados Unidos adquiriu a doença através do consumo de drogas intravenosas ou da transfusão de sangue, o que se tornou raro desde que se iniciaram os testes de rotina do fornecimento de sangue para deteção do VHC. Foram identificadas as seguintes vias possíveis de infeção em dadores de sangue (por ordem decrescente de risco de transmissão)

• Consumo de drogas injectáveis
• Transfusão de sangue

- Sexo com um consumidor de drogas intravenosas
- Tendo estado na prisão mais de três dias
- Escarificação religiosa
- Ter sido atingido ou cortado com um objeto ensanguentado
- Orelhas ou partes do corpo furadas
- Injeção de imunoglobulina

Muitas vezes, em doentes com infeção pelo VHC recentemente diagnosticada, não é possível identificar um fator de risco claro. Os factores que podem aumentar o risco de infeção pelo VHC incluem um maior número de parceiros sexuais, antecedentes de doenças sexualmente transmissíveis e a não utilização de preservativo. Não é claro se a infeção subjacente pelo VIH aumenta o risco de transmissão heterossexual do VHC a um parceiro não infetado.

A seroprevalência do VHC nos HSH (homens que praticam sexo com homens) varia entre cerca de 4 e 8%, o que é superior à prevalência do VHC registada nas populações europeias em geral. O risco de transmissão perinatal do VHC em mães com ARN do VHC positivo é estimado em 5% ou menos (Ohto 1994). A cesariana não demonstrou reduzir a transmissão.

Não há provas de que o aleitamento materno seja um fator de risco. Os factores de risco da hemodiálise incluem transfusões de sangue, a duração da hemodiálise, a prevalência da infeção pelo VHC na unidade de diálise e o tipo de diálise. O risco é maior na hemodiálise hospitalar do que na diálise peritoneal. O equipamento médico contaminado, os ritos da medicina tradicional, as tatuagens e os piercings corporais são considerados vias de transmissão raras. Existe algum risco de transmissão do VHC para os profissionais de saúde após ferimentos não intencionais com agulhas ou exposição a outros objectos cortantes (Mauss *et al; 2011*).

2.8 Epidemiologia :

A infeção por HCV ocorre em todo o mundo e, até à introdução de testes de rastreio anti-HCV para dadores de sangue, introduzidos em 1990/1991 na Europa e nos Estados Unidos, representou a principal causa de hepatite associada à transfusão. A incidência do VHC à escala global não é bem conhecida, porque a infeção aguda é geralmente assintomática.

Cerca de 2 a 4 milhões de pessoas podem estar cronicamente infectadas nos Estados Unidos, 5 a 10 milhões na Europa e cerca de 12 milhões na Índia, e a maioria não sabe que está infetada. Cerca de 150 000 novos casos ocorrem anualmente nos EUA e na Europa Ocidental e cerca de 350 000 no Japão. Destes, cerca de 25% são sintomáticos, mas 60 a 80% podem evoluir para doença hepática crónica e 20% destes desenvolvem cirrose. Cerca de 5%-7% dos doentes podem acabar por morrer devido às consequências da infeção.

A maioria dos países europeus refere uma prevalência do VHC na população geral entre 0,5 e 2%. A OMS estima que cerca de 3% da população mundial tenha sido infetada pelo VHC e que existam mais de 170 milhões de portadores crónicos em risco de desenvolver cirrose hepática e/ou cancro do fígado. A incidência está a diminuir, uma vez que a transmissão através de produtos sanguíneos foi reduzida para quase zero e que são seguidas as precauções universais em ambientes médicos (OMS, outubro de 2000).

2.8.1 Doença regional
carga : Região de África

Todos os países da região africana consideram a hepatite viral um problema urgente de saúde pública. O peso das hepatites virais, embora não seja conhecido com exatidão, é considerado um dos mais elevados do mundo. As hepatites A, B, C e E são os tipos mais frequentes na região (Freeman *et al.*, 2000). A prevalência do HCV é ainda mais elevada em algumas áreas, atingindo níveis de até 10% na África Central, Oriental e Austral.

Região das Américas

Na maioria dos países da América Latina e das Caraíbas (ALC), estima-se que entre 7 e 9 milhões de adultos sejam anti-HCV positivos, o que significa que foram expostos ao HCV e podem contrair uma infeção crónica. No que diz respeito ao HBV, foram observadas elevadas prevalências de co-infeção entre os casos de HCV na região amazónica.11 Por exemplo, um estudo realizado na Colômbia mostrou que, entre os habitantes HCV positivos, 5,2% eram HBV positivos e todos, exceto um, eram da região amazónica. (OMS;2012).

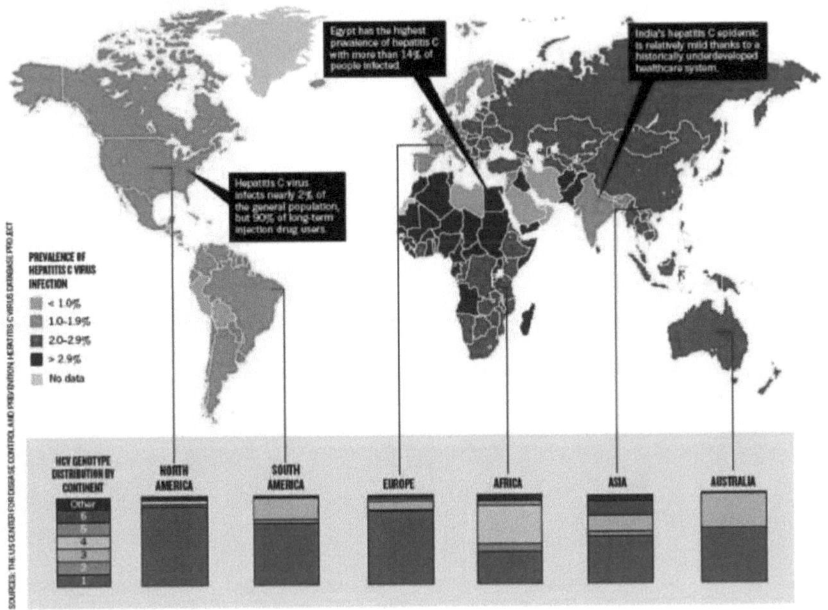

[FIG3 : Distribuição geográfica da infeção pelo VHC a nível mundial]

Região do Mediterrâneo Oriental

Estima-se que cerca de 4,3 milhões de pessoas estejam infectadas com o VHB e 800 000 pessoas estejam infectadas com o VHC anualmente. A prevalência do VHC está estimada em 1-4,6%, com níveis superiores a 20% no Egito e no Paquistão. No total, estima-se que 17 milhões de pessoas na região sofram de infeção crónica pelo VHC. O risco de infeção pelo VHC é elevado em cinco países (Afeganistão, Paquistão, Iémen, Sudão e Somália), que representam mais de 55% da população total da região, e moderado nos restantes 17 países.

Região Europeia

Na Europa, a ameaça representada pelas hepatites virais crónicas está a tornar-se mais evidente. Nesta região, cerca de 14 milhões de pessoas estão cronicamente infectadas com o VHB e nove milhões de pessoas estão cronicamente infectadas com o VHC, em comparação com 1,5 milhões de pessoas infectadas pelo VIH. Trinta e seis mil pessoas morrem todos os anos por causas relacionadas com o VHB e 86 mil por causa do VHC.

A prevalência do VHC na população em geral varia entre 0,4% na Suécia, na Alemanha e nos

Países Baixos e mais de 2-3% em alguns países mediterrânicos. A taxa de incidência do VHC em 2007 variou entre 36,7 casos por 100 000 (Irlanda) e 0,05 (Grécia).

Região do Sudeste Asiático

Estima-se que, nos próximos 10 anos, mais de 5 milhões de pessoas nos países da região do Sudeste Asiático da OMS morrerão devido às consequências da hepatite viral.

Estima-se que existam 100 milhões de pessoas com infeção crónica pelo VHB e 30 milhões de pessoas com infeção crónica pelo VHC na região. As infecções por hepatites virais crónicas são 30 vezes mais frequentes do que o VIH nesta região. Devido à natureza assintomática do VHB crónico e do VHC da hepatite C (OMS; 2012).

Região do Pacífico Ocidental

No que diz respeito à infeção pelo VHC, embora a maioria dos países tenha taxas de prevalência de 1% a 2%, alguns países têm taxas de prevalência relativamente elevadas, incluindo Taiwan (4,4%) e Vietname (2-2,9%). Embora

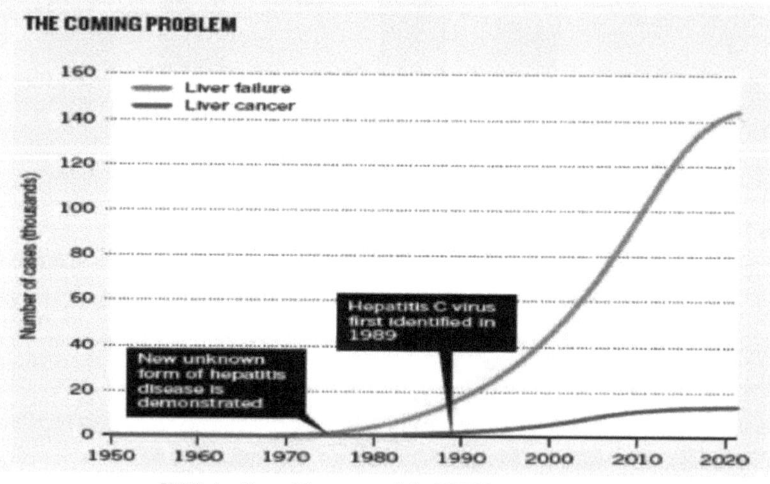

[FIG 4 : O problema atual do VHC].

foram implementadas estratégias para reduzir os factores de risco de infeção pelo VHC, a transfusão de sangue, as injecções inseguras e o consumo de drogas injectáveis são as principais vias de transmissão na região. A maioria dos transplantes de fígado realizados nestas regiões são para o VHC crónico. É difícil determinar o número de novas infecções pelo VHC, uma vez que a maioria dos casos agudos não é detectada clinicamente. (Mauss *et al ;2012*)

2.8.2 Prevalência da hepatite C na Índia

A epidemiologia da hepatite C na Índia não foi estudada de forma sistemática. A maioria dos estudos sobre a prevalência da hepatite C baseou-se em bancos de sangue, partindo do princípio de que os dadores de sangue são um substituto para a população em geral (Blatt *et* al., 2004). Vários estudos sobre dadores voluntários ou mistos registaram uma prevalência de hepatite C inferior a 2%. De forma alarmante, os dois estudos que se debruçaram especificamente sobre dadores profissionais registaram prevalências de 55,3% e 87,3% (Chadha et al., 1999).

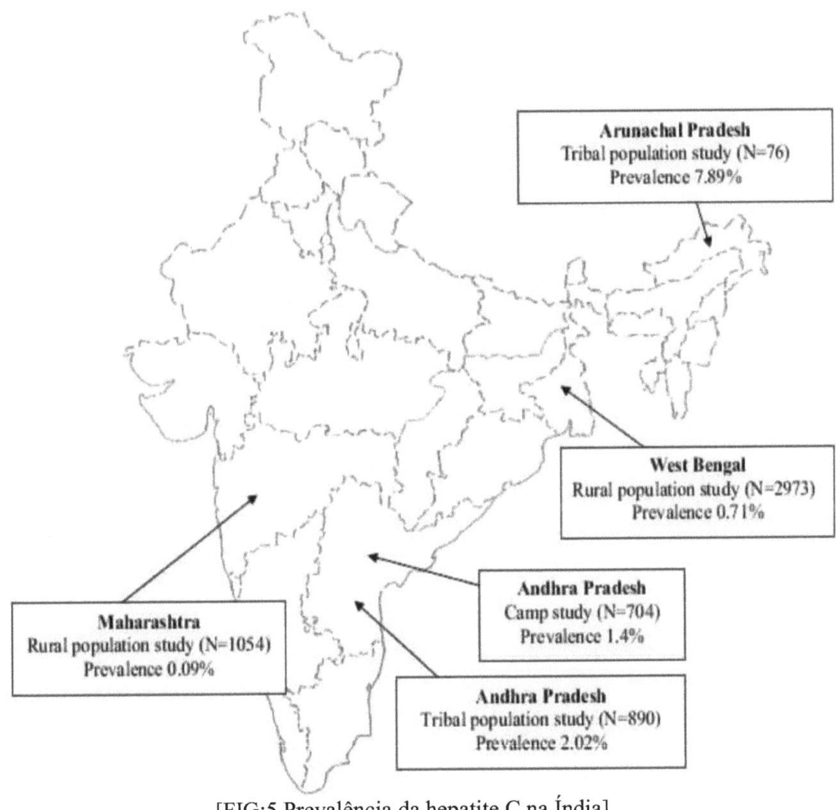

[FIG:5 Prevalência da hepatite C na Índia].

2.9 Patogénese:

A infeção pelo VHC é caracterizada pela sua propensão para evoluir para a cronicidade e por um amplo espetro clínico. Cerca de 85% dos doentes infectados pelo VHC desenvolverão infeção crónica e a resolução da hepatite C aguda é observada em apenas 15%. A gravidade da doença hepática varia muito, desde a infeção crónica assintomática, com testes hepáticos normais e fígado quase normal, até à hepatite crónica grave, que conduz rapidamente à cirrose e ao carcinoma hepatocelular. Os mecanismos responsáveis pela persistência da infeção pelo VHC e pelas lesões hepáticas não são bem compreendidos. A falta de um sistema de replicação in vitro eficaz ou de um modelo animal (o modelo do chimpanzé é limitado) tem dificultado grandemente o estudo destes mecanismos.(Nathalie Boyer *et al;2000)*

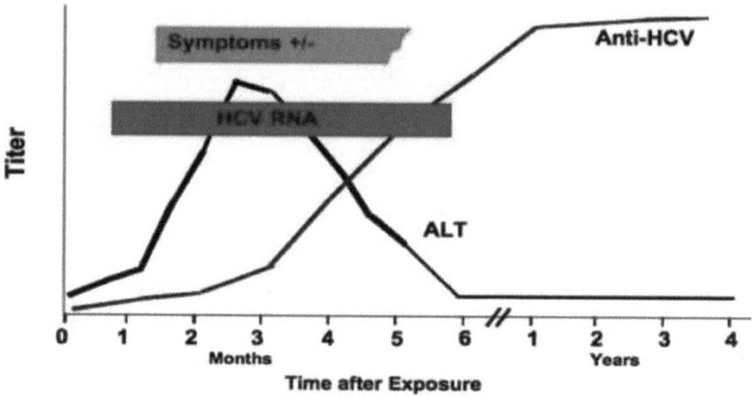

[FIG. 6: TEMPO DE DETECÇÃO APÓS A INFECÇÃO PELO HCV]

A influência da infeção pelo VIH depende da contagem de CD4 com um efeito de confusão da reconstituição imunitária após uma HAART bem sucedida. O risco relativo de desenvolvimento de cirrose em doentes co-infectados com VIH e VHC é de cerca de dois. Dados preliminares sugerem que o tabagismo pode influenciar o desenvolvimento do CHC. Factores que provavelmente não afectam a história natural da infeção pelo VHC: A maioria dos estudos sugere que, em geral, a carga viral ou os genótipos não influenciam a gravidade ou a progressão da doença.

A dimensão do inóculo viral recebido pode determinar a evolução da doença: os casos pós-transfusionais podem evoluir de forma mais agressiva do que as infecções associadas ao consumo de drogas injectáveis (UDI).

A expressão da doença está relacionada com a expressão viral: os níveis baixos de ARN do VHC circulante encontram-se geralmente em doentes assintomáticos com níveis normais de ALT (OMS; OCT 2000).

2.9.1 Hepatite aguda :

Após a inoculação do VHC, existe um período de incubação variável. O ARN do VHC no sangue (ou no fígado) pode ser detectado por PCR dentro de vários dias a oito semanas (Hoofnagle 1997). As aminotransferases tornam-se elevadas aproximadamente 6-12 semanas após a exposição (intervalo de 1-26 semanas) e tendem a ser mais de 10-30 vezes o limite superior do normal. Os anticorpos contra o VHC podem ser encontrados cerca de 8 semanas após a exposição, embora possa demorar vários meses. No entanto, a maioria dos doentes recentemente infectados será assintomática e terá uma evolução clinicamente inaparente ou ligeira. Pode justificar-se o rastreio periódico da infeção em determinados grupos de doentes que correm um risco elevado de infeção, por exemplo, doentes homossexualmente activos com infeção por VIH. Os sintomas incluem mal-estar, náuseas e dor no quadrante superior direito. Nos doentes que apresentam estes sintomas, a doença dura normalmente 2 a 12 semanas. Juntamente com a resolução clínica dos sintomas, as aminotransferases normalizam-se em cerca de 40% dos doentes. A perda do ARN do VHC, que indica a cura da hepatite C, ocorre em menos de 20% dos doentes. A insuficiência hepática fulminante devida à infeção aguda pelo VHC pode ocorrer em doentes com infeção crónica subjacente pelo vírus da hepatite B (Davis *et al.,1985*)

2.9.2 Hepatite crónica :

O risco de infeção crónica pelo VHC é elevado. Cerca de 75% dos doentes com hepatite C aguda não eliminam o ARN do VHC e evoluem para uma infeção crónica. A maioria destes doentes apresentará enzimas hepáticas persistentemente elevadas no seguimento. A hepatite C é considerada crónica após seis meses. Uma vez estabelecida a infeção crónica, a taxa de eliminação espontânea é muito baixa. A maioria dos doentes com infeção crónica é assintomática ou apresenta apenas sintomas ligeiros e inespecíficos, desde que não exista cirrose (Lauer 2001, Merican 1993). A queixa mais frequente é a fadiga. As manifestações menos comuns são náuseas, fraqueza, mialgia, artralgia e perda de peso (Merican 1993). Os níveis de aminotransferase podem variar consideravelmente ao longo da história natural da hepatite C crónica *(*Mauss *et al ;2011)*

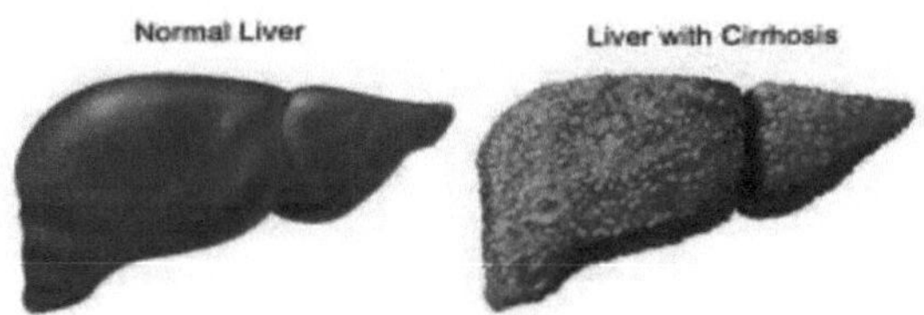

[FIG:7 fígado em estado normal e crónico].

[Fonte: Hepatitis Web Study University of Washington]

2.10 Diagnóstico:

Atualmente, estão disponíveis vários testes de diagnóstico para o diagnóstico da infeção pelo VHC. Os testes da hepatite C são utilizados para detetar e diagnosticar uma infeção e/ou para monitorizar o tratamento do vírus da hepatite C (VHC). Os testes são utilizados para detetar a doença se uma pessoa:

1 Foi exposto ao VHC.

2 Participa em comportamentos de alto risco, como a injeção de drogas de rua.

3 Tem um teste de função hepática anormal.

4 Tem sintomas associados a doença hepática, como iterícia, urina escura, náuseas ou aumento ou perda de peso inesperados.

O diagnóstico laboratorial da infeção pelo VHC é geralmente efectuado com base na deteção de anticorpos circulantes. A abordagem de diagnóstico da infeção por HCV e VIH é semelhante. Os testes serológicos para a deteção de anticorpos contra o VHC são geralmente classificados como testes de despistagem ou testes de confirmação. O teste de rastreio permite a identificação presuntiva de uma amostra positiva para anticorpos. Os testes de confirmação são utilizados para confirmar que a amostra considerada reactiva com um determinado teste de rastreio contém anticorpos específicos do VHC.

Os testes seguintes podem ser utilizados para despistar e/ou detetar o VHC:

2.10.1 Teste imunológico:

1. ELISA
2. Teste RIBA
3. Radioimunoensaio
4. Teste imunocromatográfico
5. Ensaio de escoamento
6. Ensaio do antigénio do núcleo do VHC
7. Um imunoensaio baseado em micropartículas magnéticas

2.10.2 Teste molecular:

1. Teste de ácido nucleico
2. Teste de genotipagem viral
3. Teste de carga viral

2.10.3 Diagnóstico bioquímico:

1. Teste bioquímico/funcional do fígado

1.1.1 Técnicas imunológicas:

1.1.1.1 Ensaio de imunoabsorção enzimática:

O teste ELISA foi desenvolvido pelo grupo de investigação de Peter Pearlmann e Eva Engvall na Universidade de Estocolmo, Suécia, em 1970. No início da década de 1970, iniciou-se a comercialização de kits de teste ELISA. Nas técnicas ELISA pode ser utilizada uma grande variedade de princípios de ensaio.

Atualmente, os mais importantes são

- Métodos competitivos

- Métodos de sanduíche

- Método indireto

O teste ELISA de **1ª geração** para o VHC, inicialmente concebido em 1989, detectava anticorpos contra a proteína do antigénio da região NS4 (c100-3). Tinha uma sensibilidade de 70-80% e uma especificidade fraca. Os anticorpos dirigidos contra a região c-100 ocorrem aproximadamente 16 semanas após a transmissão do vírus. O problema com o ELISA de 1ª geração é que o antigénio utilizado não é estrutural, pelo que pode não detetar todos os casos de HCV.

Mais tarde, em 1992, foi introduzido o ELISA **de segunda geração** seguinte, que reconhece epítopos da região do núcleo (C-22), da região NS3 (C-33) e da região NS4 (C-100) da proteína viral, o que conduz a um aumento da sensibilidade de aproximadamente 95% e a uma menor taxa de resultados falsos positivos. Com este segundo ensaio ELISA, os anticorpos específicos do VHC podem ser detectados cerca de 10 semanas após a infeção pelo VHC.

Atualmente, o mais recente **ELISA de 3ª geração** reconhece. O ELISA de terceira geração foi completado por um antigénio da região NS5 e pela substituição de epítopos NS3 e NS4 altamente imunogénicos. Os testes anti-HCV de terceira geração incorporam um epítopo NS5, o que aumenta ainda mais a sensibilidade e a especificidade, e também encurta o período até à primeira deteção de anticorpos anti-HCV no decurso da infeção. Esta inovação permite a deteção de anticorpos anti-HCV cerca de 4 a 6 semanas após a infeção com uma sensibilidade superior a 99%. (Mauss, *et al ; 2012*)

Vantagem:

1. Fácil de executar.

2. Facilmente adaptável a ensaios por lotes.

3. Altamente sensível e específico.

4. Baixa variabilidade.

Desvantagem:

1. Requer técnicos de laboratório qualificados e equipamento de laboratório especializado.

2. A atividade enzimática pode ser afetada pelos constituintes do plasma.

3. Existem kits disponíveis no mercado, mas não são baratos Muito específicos para um determinado antigénio.

4. O intervalo entre a infeção pelo VHC e a deteção do anti-VHC pode ser de 3 meses e, nalguns casos, até 6 meses, muito depois de os níveis séricos de aminotransferase terem atingido o seu pico.

5. Fraca sensibilidade em doentes imunocomprometidos, como os doentes pós-transplante de fígado e os doentes VIH positivos (Sumera Naz *et al* julho-dezembro de 2007).

2.10.1.2. Ensaio de Imunoblot Recombinante:

O ensaio de immunoblot recombinante (RIBA) é o teste de confirmação do anticorpo contra a hepatite C. Estes testes são também chamados "Western blots"; o soro é incubado em tiras de nitrocelulose, nas quais são colocadas quatro proteínas virais recombinantes. As alterações de cor indicam que os anticorpos estão a aderir às proteínas. Um immunoblot é considerado positivo se duas ou mais proteínas reagirem e é considerado indeterminado se apenas uma banda positiva for detectada. Em algumas situações clínicas, o teste de confirmação por immunoblotting é útil, como no caso de uma pessoa com anti-HCV detectado por EIA e que apresenta resultado negativo para o RNA do HCV. Se o teste de immunoblot para anti-HCV for positivo, o paciente provavelmente recuperou da hepatite C e tem anticorpos persistentes sem vírus. Se o teste de immunoblot for negativo, o resultado do EIA foi provavelmente um falso positivo. Infelizmente, este teste pode ser indeterminado em seroconversão precoce, em doentes imunodeprimidos e noutros doentes incapazes de obter uma resposta completa de anticorpos. O RIBA é útil para diferenciar resultados falsos positivos nos poucos indivíduos cujo sistema imunitário eliminou o vírus, mas que ainda têm anticorpos remanescentes da infeção resolvida (Hepatitis C resource ;NIH).

Vantagens:

1. Teste mais específico para confirmar a presença de anticorpos contra o VHC e excluir falsos positivos.

2. Os RIBA são mais simples

3. Mais normalizado

4. Mais reprodutível do que os testes para o ARN do VHC, como o ensaio de ADN de cadeia ramificada **Desvantagens:**

1. A positividade do RIBA nem sempre é um verdadeiro indicador de infeção ativa pelo VHC, uma vez que os doentes recuperados podem permanecer positivos para o anti-VHC durante anos.

2. Os RIBA são tecnicamente mais exigentes do que os ELISA (Sumera Naz *et al* julho-Dez 2007).

3. Difícil de realizar, uma elevada percentagem de= resultados "indeterminados".

2.10.1.3. Radioimunoensaio:

O radioimunoensaio foi descrito pela primeira vez num artigo de Rosalyn Sussman Yelow e Soloman Berson publicado em 1960. O radioimunoensaio (RIA) é uma técnica muito sensível utilizada para medir concentrações de antigénios. Embora a técnica RIA seja altamente sensível e específica, requer equipamento especializado, mas continua a ser o método menos dispendioso para realizar tais testes. Atualmente, foi substituída pelo método ELISA, em que a reação antigénio-anticorpo é medida utilizando sinais colorimétricos em vez de um sinal radioativo. No entanto, devido à sua robustez, resultados consistentes e baixo preço por teste, os métodos RIA estão novamente a tornar-se populares.

Vantagem:

1. A técnica RIA é altamente sensível e específica.

Desvantagem:

2. Perigos de radiação: Utiliza reagentes marcados com rádio que podem ser nocivos.

3. Os laboratórios necessitam de uma licença especial para manusear material radioativo.

2.10.1.4. Teste imunocromatográfico:

A base técnica do imunoensaio de fluxo lateral foi derivada do ensaio de aglutinação em látex, o primeiro dos quais foi desenvolvido em 1956 por Plotz e Singer. O ensaio começa com uma amostra aplicada no poço de amostra, seguida de um diluente de amostra. O conjugado antigénio do VHC-ouro coloidal incorporado na almofada de amostra reage com os anticorpos do VHC no soro do doente, formando um complexo conjugado-anticorpo do VHC. Este complexo pode migrar lateralmente ao longo da tira de teste, o conjugado é capturado por uma imunoglobulina de ligação a anticorpos aplicada numa linha e, assim, imobilizado, formando uma banda colorida na região de teste, que será lida como positiva para anti-VHC. A amostra negativa de anticorpos não é capturada, pelo que a área de teste permanece limpa.

2.10.1.5. Ensaio de escoamento:

Um ensaio de fluxo contínuo utiliza geralmente um material poroso com uma matriz contendo reagentes sobre ele. A amostra de teste é aplicada e flui através do material poroso e a substância a analisar na amostra reage com os reagentes para produzir um sinal detetável no material poroso. Estes dispositivos são geralmente encerrados num invólucro ou caixa de plástico com calibrações para ajudar na deteção de vírus (Highet D. W., USPTO) **Vantagem:**

1. O teste rápido dá resultados em 15-20 minutos.
2. O teste é simples de utilizar.

3. Baixo custo, sem necessidade de equipamento adicional, e os reagentes são estáveis durante muito tempo (RDT INFO).

2.10.1.6. Ensaio do antigénio do núcleo do VHC:

Em princípio, a deteção do antigénio do núcleo do VHC poderia ser uma alternativa mais barata aos testes de ácido nucleico para o diagnóstico e tratamento da hepatite C. O primeiro sistema de deteção do antigénio do núcleo do VHC (trak-C, Ortho Clinical Diagnosis) foi disponibilizado comercialmente nos EUA e na Europa há vários anos. Neste ensaio, a proteína do núcleo do VHC foi ligada a anticorpos monoclonais de revestimento num micropoço após a dissociação das partículas do VHC dos complexos imunes. O antigénio do núcleo ligado foi incubado com um fragmento de anticorpo Fab específico do núcleo conjugado com peroxidase de rábano, seguido de deteção quantitativa realizada por adição de o-fenilenodiamina/peróxido de hidrogénio e medição da densidade ótica. O ensaio do antigénio do núcleo do VHC revelou-se altamente específico (99,5%), independente do genótipo e com uma baixa variabilidade inter-ensaio e intra-ensaio. O antigénio do núcleo do VHC é mensurável 1-2 dias após o ARN do VHC se tornar detetável. O limite de deteção é de 1,5 pg/ml, o que corresponde a um nível de ARN do VHC de aproximadamente 10000-50000 UI/ml (Mauss, *et al ; 2012*)

2.10.1.7. Um imunoensaio baseado em micropartículas magnéticas:

Recentemente, uma empresa americana desenvolveu um imunoensaio quimioluminescente, baseado em partículas magnéticas, utilizando a amplificação da biotina-estreptavidina para a deteção do antigénio central do vírus da hepatite C no soro ou plasma humanos. No entanto, os procedimentos complexos e o custo elevado limitam a sua aplicação na China. O imunoensaio que utiliza micropartículas imunomagnéticas como fase sólida é uma técnica popular e avançada desenvolvida nos últimos anos. No ELISA convencional, o anticorpo adere fisicamente à placa de poliestireno, o que limita a quantidade de ligação do anticorpo à placa e a sensibilidade da deteção. Além disso, o ELISA convencional é moroso.

No presente estudo, a biotina tem uma elevada afinidade com a estreptavidina que, subsequentemente, exerce efeitos de biomagnificação. Esta afinidade é um dos factores críticos determinantes da sensibilidade da deteção, pelo que este método pode ser utilizado na deteção de proteínas de baixa concentração. No nosso estudo, o diâmetro das micropartículas era de apenas 1 pm, pelo que estas partículas têm uma grande área de superfície específica. Assim, mais anticorpos podem aderir a estas micropartículas e o local de ligação ao antigénio dos anticorpos fica totalmente exposto, o que reduz os efeitos estéricos. Além disso, as micropartículas magnéticas têm superparamagnetismo e não têm magnetismo remanescente na ausência de campo magnético adicional, o que elimina a reunião magnética e leva a uma distribuição uniforme das partículas. Por conseguinte, estas vantagens promovem eficaz e eficientemente a ligação entre o antigénio e o anticorpo. O MIB preparado desta forma pode ser ligado a mais anticorpos e tem uma estabilidade favorável. Além disso, a dose de MIB na deteção é também menor do que a utilizada na prova ELISA. Além disso, a incubação pode ser concluída em apenas 30 minutos. Com base no movimento controlável das partículas magnéticas em condições magnéticas, os produtos podem ser facilmente separados, o que torna a operação mais simples e rápida (Li Xie *et al* ;2011) **2.10.2 Técnicas moleculares:**

2.10.2.1 Teste de ácido nucleico:

O ARN do VHC é geralmente detetável no prazo de 1-2 semanas após a exposição. É amplamente considerado como padrão de ouro no diagnóstico do VHC. Estes testes podem ser classificados como qualitativos e quantitativos. Os testes qualitativos de ARN do VHC baseiam-se na técnica de PCR e podem detetar menos de 100 cópias de ARN do VHC por mililitro. Estes são os testes de eleição para a confirmação da viremia e a avaliação da resposta ao tratamento (Sridhar Rao). A amplificação por PCR pode detetar níveis baixos de ARN do VHC no soro. O teste do ARN do VHC é uma forma fiável de demonstrar que a infeção por hepatite C está presente e é o teste mais específico para a infeção. (Smith *et al.,2004*) **2.10.3 Diagnóstico bioquímico:**

2.10.3.1 Teste bioquímico/funcional hepático/ teste ALT:

Existem várias análises ao sangue utilizadas para avaliar o bom funcionamento do fígado. O painel hepático inclui medições que indicam a função hepática. As medições mais comuns são a alanina amino transferase (ALT) e a aspartato aminotransferase (AST). A ALT e a AST são enzimas que são libertadas no sangue quando o fígado está danificado. Estão frequentemente elevadas em pessoas com infeção por VHC. Muitas pessoas com HCV têm elevações ligeiras a moderadas destas duas enzimas, que são frequentemente a primeira indicação de que estão infectadas. Outras medidas incluem a fosfatase alcalina (ALK) e a gama-glutamil transpeptidase (GGT). Níveis anormais podem indicar cirrose ou bloqueio das vias biliares, bem como outras anomalias (**Ashis Mukhopadhya** *et al; 2011).*

3. <u>MATERIAIS E MÉTODOS</u>

3.1 Antigénios e outras proteínas biológicas

O quadro apresenta a lista de antigénios e outras proteínas biológicas, juntamente com as respectivas fontes utilizadas nas experiências...

Quadro 2: Antigénios e outros materiais biológicos

Sr.No.	Name of the antigens/proteins	Sr.No.	Name of the antigens/proteins
1	Bovie serum albumin	7	HBsAg reactive Serum Samples
2	Protein A	8	Syphilis positive Serum Samples
3	Human Anti-HCV Reactive	9	High IgE containing samples
4	Human Anti-HCV Non Reactive	10	RA positive serum samples
5	HCV mosaic Antigen	11	High Bilirubin containing samples
6	HIV reactive Serum Samples	12	Q.C.panel

3.2 Acessórios e equipamentos de laboratório

A tabela apresenta os acessórios e equipamentos utilizados para a realização do estudo.

Quadro 4: Acessórios e equipamentos de laboratório

Sr. No.	Name of the instruments/equipments	Sr. No.	Name of the instruments/equipments
1	Digital vernier Calliper	9	Weighing balance
2	Electronic balance	10	Magnetic stirrer
3	Digital pH meter	11	Vortex mixture
4	Incubator	12	Blood mixture
5	Micropipettes	13	Filteration assembly
6	Refrigerator	14	Microtitre plates
7	Rotary Shaker	15	High binding Microwell plates for ELISA
8	UV Spectrophotometer		

3.2 Componentes do ensaio de imunofiltração

Quadro 5: Componentes do ensaio de imunofiltração

Components	Content
Test Device	Plastic Device enclosing the nitrocellulose membrane onto which cocktail of recombinant antigens for HCV is immobilized at 'T' region, and control reagent immobilized at C'
Wash Buffer	Physiological buffer containing detergent, protein stabilizer and preservative
Signal Reagent	Protein-A Colloidal Gold reagent in a leak proof dropping bottle

3.3.1 Preparação dos componentes
3.3.1.1 Dispositivo de teste

O dispositivo é constituído por uma cassete de plástico (30 por 30 mm) com uma janela, que permite o carregamento de amostras. Uma membrana de nitrocelulose colocada em cima de várias camadas de papel de celulose como almofada absorvente. O cocktail de antigénios recombinantes do HCV em "T" e em "C" (controlo) é colocado na superfície da membrana de nitrocelulose.

Adiciona-se tampão de lavagem/bloqueio à janela do dispositivo de teste e deixa-se embeber completamente antes de adicionar a amostra de soro do doente. Se houver anticorpos presentes na amostra, estes reagirão com o antigénio na membrana. Adiciona-se a proteína-A conjugada com ouro coloidal e deixa-se embeber completamente. Uma reação positiva confirmada é caracterizada pelo aparecimento de manchas magenta-rosadas nos antigénios e no controlo. Uma reação negativa mostra apenas uma mancha visível no controlo.

3.3.1.2 Tampão de lavagem

O tampão de lavagem é um tampão fisiológico que contém sal e detergente, o que reduz a ligação não específica dos anticorpos ao antigénio detectado no dispositivo de membrana de nitrocelulose. Evita também a ligação não específica do conjugado de ouro coloidal.

Todos os produtos químicos foram adicionados sequencialmente a água destilada, agitados até se dissolverem completamente e o volume foi aumentado para 100 ml após o pH final do tampão de lavagem ter sido ajustado para 7,2. A solução final foi filtrada com um filtro de membrana de 0,45 mícron e aliquotada em frascos de plástico limpos.

3.3.1.4 Painel de amostras

As amostras de soro ou plasma de doentes com VHC e de indivíduos normais foram colhidas no Q.C. O estado das amostras foi avaliado através de um kit de ensaio comercialmente disponível para o VHC, que inclui diferentes tipos de ELISA, ensaio de parafuso ocidental e dois tipos diferentes de ensaios rápidos, de acordo com as instruções do fabricante, fornecidas com o kit.

3.4 Procedimento para a colocação dos antigénios no dispositivo de imunofiltração (este processo foi seguido para cada antigénio)

A)   O antigénio individual foi misturado com o tampão de coloração adequado na concentração requerida.

B)   Foram utilizados dispositivos de imunofiltração para cada diluição de antigénio. Os dispositivos foram dispostos numa superfície plana e limpa numa sala limpa.

C)   As soluções de antigénio foram colocadas na membrana de nitrocelulose e deixadas a secar numa incubadora a 37^0 C até 48 horas.

D) Os dispositivos secos foram armazenados numa bolsa de alumínio selada para estudos de desenvolvimento posteriores e armazenados a 2 - 8°C até à sua utilização.

3.5 Procedimento para o ensaio do dispositivo de imunofiltração

Etiquetar o dispositivo de ensaio com a identificação do painel e mantê-lo numa superfície horizontal.

1 Adicionaram-se 2 gotas (100pl) de tampão de lavagem ao dispositivo de ensaio
2 .adicionou 1 gota (50pl) de amostra utilizando o plástico descartável

conta-gotas. 3. adicionar 2 gotas (100pl) de tampão de lavagem.

4 Adicionar 2 gotas (100 pl) de reagente de sinalização.

5 Adicionar 3 gotas (150pl) de tampão de lavagem.

6. observar o resultado após 2 minutos para uma interpretação mais rápida.

3.6. Caracterização do antigénio

3.6.1 : Determinação da concentração do antigénio proteico do VHC em mosaico pelo método de FOLIN- LOWRY

O grupo fenólico dos resíduos de tirosina e triptofano (aminoácidos) nas proteínas produzirá um complexo de cor púrpura azul, com absorção máxima na região de 660 nm de comprimento de onda, com o reagente folin-ciocalteau, que consiste em molibdato e fosfato de tungstato de sódio.A maioria das técnicas de estimativa de proteínas utiliza universalmente a albumina de soro bovino (BSA) como proteína padrão, devido ao seu baixo custo, elevada pureza e disponibilidade imediata. O método é sensível até cerca de 10 pg/ml e é provavelmente o ensaio de proteínas mais utilizado, apesar de ser apenas um método relativo, sujeito à interferência do tampão tris, EDTA, detergentes não iónicos e catiónicos, hidratos de carbono, lípidos e algum sal. O tempo de incubação é muito crítico para um ensaio reprodutível. A reação depende também do pH, sendo essencial uma gama de trabalho de pH 9 a 10,5.

Preparação de reagentes :

1. solução-mãe de BSA (1mg/ml)

2. reagentes analíticos :

(a) 50 ml de carbonato de sódio a 2% misturado com 50 ml de NaOH 0,1 N (0,4 g em 100 ml de água destilada)

(b) 10 ml de solução de sulfato de cobre a 1,56% misturados com 10 ml de solução de tartarato de sódio e potássio a 2,37%. Preparar o reagente analítico misturando 2 ml de (b) COM 100 ml de (a).

3. folin - solução reagente de ciocalteau (1N) Diluir o reagente comercial (2N) com igual volume de água no dia da utilização

Procedimento :

1. São preparadas diferentes diluições da solução de BSA misturando a solução-mãe de BSA (1mg/ml) e água no tubo de ensaio, como indicado no quadro. O volume final em cada um dos tubos de ensaio é de 5 ml. A gama de BSA é de 0,05 a 1 mg/ml

2. A partir destas diferentes diluições, pipetar 0,2 ml de solução proteica para diferentes tubos de ensaio e adicionar 2 ml de reagente de sulfato de cobre alcalino (reagentes analíticos).

3. Esta solução é incubada à temperatura ambiente durante 10 minutos.

4. Em seguida, adicionar 0,2 ml de solução reagente de folina ciocalteau a cada tubo e incubar durante 30 minutos. Determinar a densidade ótica a 660 nm. Traçar a absorvância em função da concentração de proteínas para obter a curva de calibração padrão.

3.6.2 Determinação da pureza do antigénio do VHC em mosaico por SDS-PAGE com azul de coomassie brilhante :

O termo eletroforese descreve a migração de partículas de carga sob a influência de um campo elétrico. Nesta condição, as partículas de carga migram para o cátodo ou para o ânodo, dependendo da natureza da sua carga líquida. A migração das partículas depende de factores como o tamanho e a forma da partícula, a carga da partícula, o campo elétrico aplicado e a natureza do meio em suspensão.

Na eletroforese em gel de dodecil sulfato de sódio e poliacrilamida (SDS-PAGE), desempenham um papel importante os seguintes componentes 1) O dodecil sulfato de sódio (SDS) é um *detergente* aniónico que reduz a proteína na sua estrutura primária e lhe confere uma carga negativa. 2) B mercaptoetanol, que reduz as pontes dissulfureto que mantêm unida a estrutura terciária da proteína. 3) O glicerol aumenta a densidade da solução de amostra e permite que a amostra assente facilmente através do tampão de eletroforese no poço. 4) O azul de bromofenol ajuda a visualizar a amostra e actua como frente electroforética. 5) O per sulfato de amónio (APS) é uma fonte de radicais livres e é frequentemente utilizado como iniciador da gelificação. 6) A N,N,N',N'- tetrametilmetilenodiamina (TEMED) catalisa a decomposição do ião per sulfato para dar radicais livres.

Reagentes:

4) 10% SDS
5) 10% APS
6) Tampão de gel de resolução (1,5M Tris base pH=8,8)
7) Tampão de gel de empilhamento (base Tris 0,5M pH=6,8)
8) Tampão de corrida 5x pH=8,8
9) Solução de coloração
10) Solução de descoloração

Quadro n.º 5: Composição do gel de resolução (12%)

Component	5 ml	10 ml	15 ml
H_2O	1.7	3.3	5.0
30% Acrylamide solution	2.0	4.0	6.0
1.5 M Tris (pH 8.8)	1.3	2.5	3.8
10% SDS	0.05	0.1	0.15
10% APS	0.05	0.1	0.15
TEMED	0.002	0.004	0.006

Tabela n.º 6: Composição do gel de empilhamento (4%)

Component	2 ml	4 ml	6 ml
H_2O	1.4	2.7	4.1
30% Acrylamide solution	0.33	0.67	1.0
0.5 M Tris (pH 6.8)	0.25	0.5	0.75
10% SDS	0.02	0.04	0.06
10% APS	0.02	0.04	0.06
TEMED	0.002	0.004	0.006

Procedure:

❖ Lavar bem as placas de suporte com água para as limpar e colocar as placas na estrutura de fundição de modo a que a placa curta fique virada para a frente da estrutura.

❖ Verter 4,5 ml de solução de gel resolvente e, em seguida, adicionar uma pequena quantidade de água para formar uma superfície uniforme e para remover as bolhas.

❖ Após a polimerização do gel de resolução, remover a água. De seguida, verter a solução de gel de empilhamento até atingir o topo da placa curta.

❖ Inserir cuidadosamente o pente entre as duas placas e deixar o gel de empilhamento polimerizar.

❖ Preparar a amostra em corante e ferver durante 5 minutos a 100°C.

❖ Colocar a placa de vidro no conjunto de eléctrodos e transferi-la para o reservatório de tampão.

❖ Encher o conjunto com tampão de resolução 1x. Retirar lentamente o pente da placa de vidro.

❖ As amostras preparadas e o marcador foram colocados em cada pista individual e a tampa foi colocada no topo do tanque de tampão.

❖ Efetuar a eletroforese a 100V, até que o corante se afaste do fundo do gel.

❖ Parar a eletroforese e remover o gel das duas placas utilizando a remoção do gel e lavar com água purificada.

❖ Decantar a água e adicionar a solução de coloração ao gel e colocá-lo no balancim durante 20-30 minutos.

❖ Retirar a solução de coloração e lavar o gel com água purificada. Em seguida, adicionar solução descoloração durante 20 minutos no balancim.

❖ Decantar a solução de destilação e adicionar água purificada.

❖ Em seguida, colocou o gel no scanner e digitalizou-o para documentação

3.6.3 Determinação da reatividade do antigénio do VHC em mosaico através do ensaio de imunoabsorção enzimática.

É um EIA (Enzyme Immuno Assay) heterogéneo indireto para a deteção de anticorpos contra o HCV. O ensaio processa-se de acordo com a seguinte reação: Aos micropoços com antigénios de mosaico imobilizados do HCV, adiciona-se soro ou plasma e incuba-se. Se estiverem presentes anticorpos contra a proteína do VHC, estes ligar-se-ão aos antigénios imobilizados. Este complexo combina-se ainda com o conjugado de peroxidase do anticorpo anti-IgG. Com a adição do substrato, a reação enzimática produz um produto final colorido. Esta reação é então interrompida pela adição de ácido mineral e a absorvância é medida bicromaticamente a 450 nm de comprimento de onda no leitor ELISA com 630 nm como filtro de referência.

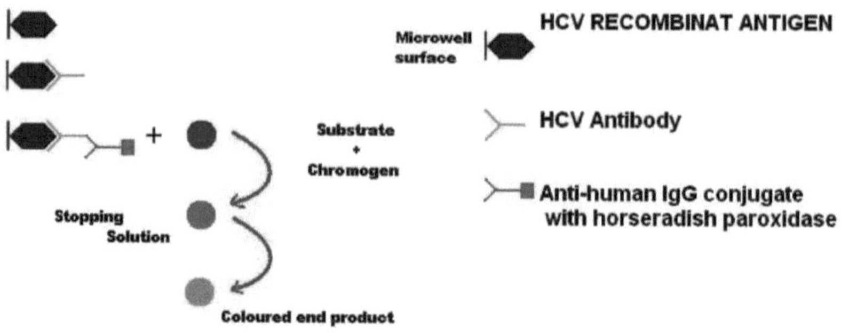

[Figura n.º 10: Reação ELISA indireta].

Reagentes:

1. Diluente de amostras
2. Conjugado
3. Tampão de lavagem concentrado (10X)
4. Controlo negativo
5. Controlo positivo
6. Reagente corante
7. Solução de paragem
8. Tiras de micropoços

Procedimento:

- ❖ As tiras de micropoços foram revestidas com diferentes concentrações de antigénio, 25ng, 50ng e 100ng, do antigénio do envelope do mosaico.
- ❖ Foram colocados 100 ml da solução de revestimento acima referida em micropoços.
- ❖ Os poços foram mantidos a 2-8°C para incubação durante a noite.
- ❖ Após a incubação, o conteúdo dos poços foi descartado e dispersou-se 300 ml de solução de bloqueio em cada poço e incubou-se durante 2 horas à temperatura ambiente.
- ❖ Após a incubação, o conteúdo do poço foi descartado e colocado no papel absorvente. Lavar cada poço com 300 pl de tampão de lavagem
- ❖ Colocar todos os reagentes do kit à temperatura ambiente e retirar o número necessário de poços.
- ❖ Adicionar **100 ml** de **diluente de amostra** a todos os alvéolos exceto 1A (ou seja,

alvéolo branco)

- ❖ Adicionar **10 pl** de **controlos negativos/positivos e amostras** aos respectivos poços, misturar bem.
- ❖ Incubar à temperatura ambiente (20-30°C) durante 30 minutos.
- ❖ Rejeitar o conteúdo do poço e encher o poço com **300 pl de tampão de lavagem** diluído, deixando-o de molho durante 30 segundos. Decantar o conteúdo do poço e colocar no papel absorvente. Repetir o passo mais 4 vezes
- ❖ Adicionar **100 pl** de **conjugado** a todos os poços, exceto ao 1A (ou seja, poço branco) e incubar à temperatura ambiente durante 30 minutos.
- ❖ Repetir o **passo de lavagem da** mesma forma que acima, durante 5 vezes.
- ❖ Adicionar **100 pl** de **reagente de cor** a todos os poços e incubar à temperatura ambiente
- ❖ Em local escuro durante 30 minutos.
- ❖ Adicionar **100 ml** de **solução de paragem** a todos os poços.
- ❖ Ler a absorvância a 450nm, utilizando 630nm como comprimento de onda de referência. Adicionar 100pl de solução de paragem a todos os poços.

3.7 Otimização do antigénio do VHC no ensaio de fluxo:

O antigénio foi analisado em diferentes concentrações, para determinar a sua especificidade serodiagnóstica e sensibilidade analítica, utilizando um número limitado de amostras no dispositivo de fluxo de sinal HCV. O antigénio para o HCV em diferentes concentrações foi detectado no dispositivo de fluxo de sinal HCV e testado com reagente de sinal. A concentração do antigénio foi optimizada tendo em conta os seguintes pontos:

1) Sensibilidade e especificidade com base num estudo de painel de amostras,

2) Título do ponto final ,

3) Intensidade do ponto com amostras reactivas,

4) A menor quantidade de concentração de manchas sem comprometer a sensibilidade e a especificidade.

Inicialmente, a reatividade do antigénio do VHC foi analisada com amostras reactivas e não reactivas ao VHC. Após a otimização, para a avaliação da sensibilidade e especificidade da concentração de antigénio optimizada, foi determinado o rastreio de um total de 182 amostras reactivas e não reactivas ao VHC.

QUADRO N.o 7: Diluição da amostra reactiva ao HCV

	Dilution of HCV reactive sample					
	1:80	1:160	1:320	1:640	1:1280	1:2560
Normal human serum	395 µl	200 µl	200 µl	200 µl	200 µl	200 µl
HCV Positive sample	5 µl	-	-	-	-	-

3.7.1.1 <u>Experiência:</u> 1A Para a determinação da sensibilidade analítica do antigénio HCV.

Foram testadas diferentes concentrações do antigénio A1 do VHC (ou seja, 10 ng a 150 ng) para o estudo de otimização. As diferentes concentrações do antigénio A1 do VHC foram preparadas em tampão carbonato 50 mM, pH 9,6, e colocadas na membrana de nitrocelulose. A sensibilidade analítica do antigénio do VHC foi determinada através da titulação do nível mínimo detetável de anticorpos utilizando uma amostra reactiva de VHC diluída em série (a partir de 1:40 até 1:1280).

3.7.1.2 <u>Experiência:</u> 1B Para determinar a sensibilidade e a especificidade do antigénio do VHC.

Após o estudo da sensibilidade analítica do antigénio A1 do VHC, foram testadas diferentes concentrações de antigénio (ou seja, 10 ng a 150 ng) para determinar a sensibilidade e a especificidade como parte do estudo de otimização do antigénio A1 do VHC. As diferentes concentrações de antigénio foram preparadas em tampão carbonato 50 mM, pH 9,6 e colocadas na membrana de nitrocelulose. Os dispositivos de imunofiltração foram testados com amostras reactivas e não reactivas ao HCV. O reagente conjugado de ouro coloidal foi utilizado como reagente de deteção.

3.7.1.3 <u>Experiência :</u> 1C Para otimização da concentração de antigénio.

Foram testadas diferentes concentrações do antigénio A1 do VHC (ou seja, 100 ng, 120 ng e 130 ng) para o estudo da sensibilidade e da especificidade. As diferentes concentrações do antigénio A1 do VHC foram preparadas em tampão carbonato 50 mM, pH 9,6, e colocadas na membrana de nitrocelulose. Os dispositivos de imunofiltração foram testados com amostras reactivas e não reactivas ao HCV. O reagente conjugado de ouro coloidal foi utilizado como reagente de deteção. A sensibilidade analítica do antigénio do VHC foi determinada titulando o nível mínimo detetável de anticorpos utilizando amostras reactivas do VHC diluídas em série (a partir de 1:40 até 1:1280). Os resultados foram interpretados quanto à especificidade e à reatividade do antigénio com amostras reactivas e não reactivas de HCV. Com base nos resultados, foi selecionada a concentração de deteção para ensaios posteriores.

3.7.1.4 <u>Experiência:</u> 2A para a determinação da sensibilidade analítica do antigénio do VHC.

Foram testadas diferentes concentrações do antigénio A2 do VHC (ou seja, 10 ng a 150 ng) para o estudo de otimização. As diferentes concentrações do antigénio A2 do VHC foram preparadas em tampão carbonato 50 mM, pH 9,6 e colocadas na membrana de nitrocelulose. A sensibilidade analítica do antigénio do VHC foi determinada através da titulação do nível mínimo detetável de anticorpos utilizando uma amostra reactiva do VHC diluída em série (a partir de 1:40 até 1:1280).

3.7.1.5 <u>Experiência:</u> 2B Para determinar a sensibilidade e a especificidade do antigénio do VHC.

Após o estudo da sensibilidade analítica do antigénio A2 do VHC, foram testadas diferentes concentrações de antigénio (ou seja, 10 ng a 150 ng) para determinar a sensibilidade e a especificidade como parte do estudo de otimização do antigénio A2 do VHC. As diferentes concentrações de antigénio foram preparadas em tampão carbonato 50 mM, pH 9,6 e colocadas na membrana de nitrocelulose. Os dispositivos de imunofiltração foram testados com amostras reactivas e não reactivas ao HCV. O reagente conjugado de ouro coloidal foi utilizado como reagente de deteção.

3.7.1.6 <u>Experiência :</u> 2C Para otimização da concentração de antigénio

Foram testadas diferentes concentrações do antigénio A2 do VHC (ou seja, 10 ng, 20 ng e 30 ng) para o estudo da sensibilidade e da especificidade. Foram preparadas diferentes concentrações de antigénio do VHC a partir de A1 em tampão carbonato 50 mM, pH 9,6, e colocadas em membrana de nitrocelulose. Os dispositivos de imunofiltração foram testados com amostras reactivas e não reactivas ao HCV. O reagente conjugado de ouro coloidal foi utilizado como reagente de deteção. A sensibilidade analítica do antigénio do VHC foi determinada titulando o nível mínimo detetável de anticorpos utilizando amostras reactivas do VHC diluídas em série (a partir de 1:40 até 1:1280). Os resultados foram interpretados quanto à especificidade e à reatividade do antigénio com amostras reactivas e não reactivas de HCV. Com base nos resultados, foi selecionada a concentração de deteção para ensaios posteriores.

3.7.1.7 <u>Experiência:</u> 3 Para o estudo de diferentes cocktails de antigénios do VHC.

A fim de melhorar a sensibilidade do ensaio, os antigénios do VHC de diferentes fontes foram detectados em diferentes combinações de antigénios. As concentrações optimizadas dos estudos anteriores de otimização de antigénios foram testadas em diferentes combinações de antigénios. Os diferentes cocktails de antigénios foram preparados em tampão de carbonato 50 mM, pH 9,6, e colocados na membrana de nitrocelulose. Os dispositivos de imunofiltração foram testados com amostras reactivas e não reactivas ao VHC. O reagente de conjugado de ouro coloidal foi utilizado como reagente de deteção. Os resultados foram interpretados quanto à especificidade e sensibilidade do antigénio com amostras reactivas e não reactivas ao VHC.

A principal tarefa desta experiência foi descobrir a combinação ideal de antigénios do VHC para o desenvolvimento do ensaio de fluxo do VHC que pode produzir 100% de sensibilidade e especificidade. Com base nos resultados, o cocktail de antigénios do VHC foi selecionado para a avaliação interna do ensaio de fluxo do VHC.

3.8 Estudo de avaliação :

A avaliação interna foi efectuada a uma concentração de 120 ng/ponto do antigénio A1 e a uma concentração de 20ng/ponto do antigénio A2, tal como determinado em experiências anteriores, em termos de sensibilidade e especificidade através do rastreio de um grande número de amostras. Como se mostra no quadro, foram analisados 32 números de amostras reactivas ao HCV, 50 amostras potencialmente interferentes e 200 amostras não reactivas para evolução deste ensaio, tendo a sensibilidade e a especificidade determinadas sido de 100% e 100%, respetivamente.

4.   **RESULTADOS**

4.1 Caracterização do antigénio

4.1.1 : Determinação da concentração de antigénios do VHC pelo método de Folin Lowry.

Os antigénios purificados do VHC foram obtidos da Diagnostics Ltd, Surat, e as concentrações proteicas foram determinadas pelo método de Folin Lowry. A concentração dos antigénios do VHC foi estimada por diluição 1:10. A absorvância foi medida a 660 nm.

Quadro 8: Estimativa das proteínas dos antigénios do VHC pelo método de Folin Lowry.

Sr.No.	Standard conc. mg/ml	Absorbance at 660nm	Average Absorbance	Conc. (mg/ml)	Dilution factor	Final Conc. (mg/ml)
1	0.05	0.048				
2	0.1	0.086				
3	0.2	0.148				
4	0.4	0.230	NA	NA	NA	NA
5	0.6	0.350				
6	0.8	0.399				
7	1	0.610				
Sample 1	1:10	0.152	0.154	0.248	10	2.480
	1:10	0.155				
Sample 2	-	0.240	0.239	0.405	1	0.405
	-	0.239				

Onde,

NA : Não aplicável Amostra 1: Antigénio A1 do VHC

Amostra 2: Antigénio A 2 do VHC

Foi elaborado um gráfico padrão (Figura 5.1) e, com base nele, foi determinada a concentração do antigénio do VHC.

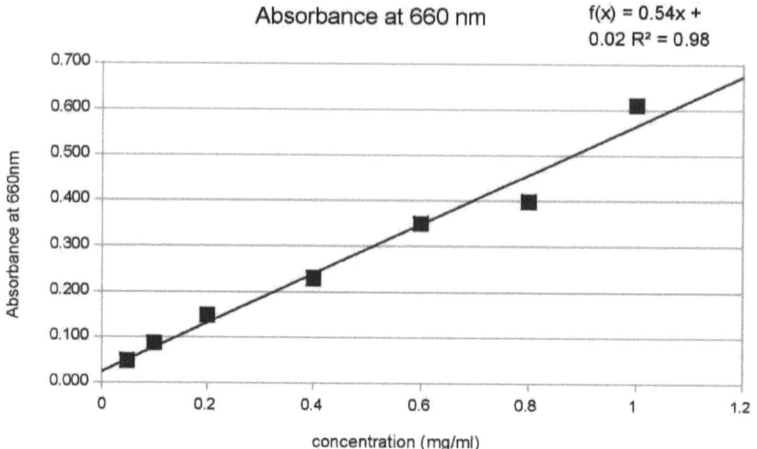

[Figura 5.1: Gráfico padrão do método de Folin

Cálculo :

$$y = mx + c$$

y = 0.152
c = 0.02
m = 0.54

Para a amostra 1, y = mx + c
0,154 = 0,54 (x) +
0,02 x = 0,248
Concentração final da amostra 1 após multiplicação pelo fator de diluição = 0,244 X fator de diluição = 0,248 X 10 = 2,48 mg/ml

Para a Amostra 2, y = mx + c
0,239 = 0,54 (x) + 0,02 x = 0,405
Concentração final da amostra 2 após multiplicação pelo fator de diluição = 0,405 X fator de diluição = 0,405 X 1 =0,405 mg/ml

4.1.2 Determinação da pureza do antigénio do VHC por SDS-PAGE

A pureza do antigénio do VHC foi determinada por SDS-PAGE. Após a eletroforese, o gel foi corado com Coomassie brilliant blue G-250. 5pg de cada antigénio do VHC foram carregados em gel a 12% em condições redutoras.

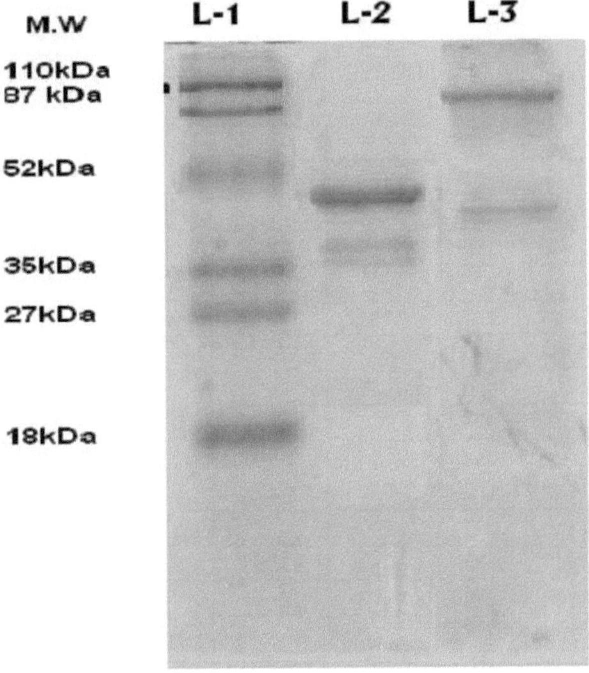

[Figura 5.2: SDS-PAGE dos antigénios do HCV].

❖ A linha 1 (L-1) é um marcador de proteínas. A pista -2 (L-2) é o antigénio A 1 do VHC, a pista -3 (L-3) é o antigénio A 2 do VHC,

❖ A Figura 5.2 mostra a separação das proteínas de acordo com os seus pesos moleculares num gel SDS-PAGE.

4.1.3 Determinação da reatividade do antigénio do VHC através de um ensaio de imunoabsorção enzimática.

Tabela 9: Determinação da reatividade do antigénio do VHC

Coating Antigen		Antigen 1			Antigen 2		
Coating Antigen Concentration		25ng	50ng	100ng	25ng	50ng	100ng
Sample ID	Sample status	Abs at 450 and 620 nm					
Blank	Negative	0.048	0.056	0.067	0.005	0.006	0.012
RD 06	Positive	2.462	2.772	2.780	1.862	2.152	2.172
RD 32	Positive	1.887	2.258	2.250	1.485	1.889	2.010
RD 33	Positive	1.125	1.358	1.300	0.798	0.990	1.070
RD 20	Positive	0.600	0.885	0.800	0.200	0.585	0.570
RD 54	Positive	0.398	0.632	0.582	0.098	0.090	0.096
RD -291	Negative	0.065	0.075	0.089	0.025	0.034	0.039
RD -292	Negative	0.069	0.078	0.098	0.051	0.055	0.062
RD -283	Negative	0.058	0.064	0.079	0.035	0.045	0.049
RD -294	Negative	0.021	0.045	0.089	0.011	0.024	0.029
RD -295	Negative	0.048	0.058	0.068	0.010	0.017	0.020
RD -296	Negative	0.036	0.045	0.055	0.016	0.025	0.028
RD -297	Negative	0.059	0.079	0.095	0.018	0.029	0.032
RD -298	Negative	0.045	0.069	0.078	0.016	0.018	0.029
RD -300	Negative	0.069	0.075	0.088	0.015	0.024	0.029
RD -282	Negative	0.066	0.067	0.078	0.010	0.029	0.032
RD -272	Negative	0.048	0.065	0.075	0.018	0.024	0.031
RD -283	Negative	0.068	0.076	0.084	0.014	0.027	0.032
RD -284	Negative	0.048	0.057	0.096	0.018	0.025	0.031
RD -286	Negative	0.031	0.038	0.050	0.015	0.025	0.033
Average Positive		1.294	1.581	1.542	0.888	1.142	1.184
Average Negative		0.053	0.065	0.082	0.019	0.028	0.033
Signal to Noise ratio		23.88	24.34	18.88	46.73	40.78	35.78

As concentrações dos antigénios do VHC de diferentes fontes, determinadas pelo método de Folin Lowry, foram consideradas comparáveis às concentrações indicadas no COA do fabricante. Ambos os antigénios do VHC apresentaram uma boa reatividade no estudo de determinação da reatividade por ELISA. Por conseguinte, ambos os antigénios do HCV foram selecionados para o desenvolvimento do ensaio de fluxo do HCV.

4.2 Otimização do antigénio do VHC no ensaio Flow through:

4.2.1 Experiência: 1 A

Quadro 10: *Estudo de sensibilidade analítica do antigénio A1 do VHC.*

Ag	HCV antigen A1					
Ag Conc. (ng/spot)	10	30	60	90	120	150
Neat	1+	2+	3+	3+	3+	3+
1:40	1+	1+	2+	2+	3+	3+
1:80	0	1+	1+	2+	2+	2+
1:160	0	0	1+	1+	2+	2+
1:320	0	0	0	1+	1+	1+
1:640	0	0	0	0	1+	1+
1:1280 / 0	0	0	0	0	0	0

(Coluna de linhas: HCV reactive serum)

Interpretação:
"0" = Sem banda (Negativo),
"1+"= Mancha vermelha rosada ténue, mas claramente visível (positiva),
"2+"= Mancha vermelha rosada de intensidade média, mais forte do que 1+ mas menos do que a mancha de controlo (positiva),
"3+"= Mancha vermelho-rosada de intensidade igual ou superior à da mancha de controlo (positiva).

A sensibilidade analítica do antigénio do HCV de A1 foi determinada seguindo o mesmo procedimento de ensaio. O antigénio apresentou uma sensibilidade analítica baixa a uma concentração de revestimento inferior, mas aumentou gradualmente com o aumento das concentrações de revestimento. Não se observou um aumento significativo da intensidade do sinal com concentrações de revestimento superiores a 120 ng/spot do antigénio A1 do VHC.

4.2.2 Experiência : 1B

Tabela 11 : *Determinação da sensibilidade e especificidade com diferentes concentrações do antigénio A1 do VHC.*

Sample ID	Sample status	Coating concentrations HCV antigen from A1 (ng/spot)					
		10	30	60	90	120	150
RD 01	Positive	0	0	0	0	1+	1+
RD 07	Positive	0	1+	1+	1+	2+	2+
RD 16	Positive	1+	2+	2+	2+	3+	3+
RD 400	Negative	0	0	0	0	0	0
RD 402	Negative	0	0	0	0	0	0
RD 405	Negative	0	0	0	0	0	1+

Interpretação:
"0" = Sem banda (Negativo),
"1+"= Mancha vermelha rosada ténue, mas claramente visível (positiva),
"2+"= Mancha vermelha rosada de intensidade média, mais forte do que 1+ mas menos do que a mancha de controlo (positiva),
"3+"= Mancha vermelho-rosada de intensidade igual ou superior à da mancha de controlo (positiva).

Com base nos resultados acima referidos, foram selecionadas três concentrações diferentes de antigénio (ou seja, 110 ng, 120 ng e 130 ng) para o estudo da sensibilidade analítica, para a verificação da sensibilidade e da especificidade e para o desenvolvimento posterior do ensaio. Observou-se uma intensidade de sinal baixa até uma concentração de antigénio de 90 ng/ponto, sem reacções falsas positivas, e observou-se uma reação falsa positiva com uma concentração de revestimento superior a 120 ng/ponto; no entanto, foram observados resultados ideais a uma concentração de antigénio A1 do VHC de 120 ng/ponto, pelo que foi selecionada para o desenvolvimento posterior do ensaio.

4.2.3 Experiência : 1C

Tabela12: *Otimização da concentração do antigénio do VHC a partir de A1.*

Sample ID	Sample status	Coating concentrations HCV antigen from A1 (ng/spot)		
		100ng	120ng	130ng
RD 188 (Neat)	Positive	3+	3+	3+
RD-188 (1:40)	Positive	3+	3+	3+
RD-188 (1:80)	Positive	2+	2+	2+
RD-188 (1:160)	Positive	1+	1+	1+
RD-188 (1:320)	Positive	1+	1+	1+
RD-188 (1:640)	Positive	0	1+	1+
RD-188 (1:1280)	Positive	0	0	0
RD 01	Positive	0	1+	1+
RD 07	Positive	2+	2+	2+
RD 16	Positive	3+	3+	3+
RD 400	Negative	0	0	0
RD 402	Negative	0	0	0
RD 405	Negative	0	0	1+

Interpretação:

"0" = Sem banda (Negativo),

"1+"= Mancha vermelha rosada ténue, mas claramente visível (positiva),

"2+"= Mancha vermelho-rosada de intensidade média, mais forte do que 1+ mas menos forte do que a mancha de controlo (positiva), "3+"= Mancha vermelho-rosada de intensidade igual ou mais forte do que a mancha de controlo (positiva).

O padrão de reatividade do antigénio foi baixo a uma concentração de coloração mais baixa, mas mostrou um aumento gradual com o aumento da concentração de coloração. No entanto, a concentrações de coloração mais elevadas, observou-se uma reação falsa positiva. Observou-se uma intensidade de sinal baixa e uma especificidade de 100% a 100 ng/ponto de concentração de antigénio e uma sensibilidade de 100% e uma reação de falsos positivos a 130 ng/ponto, mas a 120 ng/ponto de concentração de antigénio foram observados resultados ideais (ou seja, sensibilidade e especificidade de 100%). Por conseguinte, a concentração de 120 ng/ponto de antigénio A1 do VHC foi selecionada para o desenvolvimento posterior do ensaio.

4.2.4 **Experiência : 2A**

Quadro 13 : *Estudo de sensibilidade analítica do antigénio A2 do VHC.*

Ag		HCV antigen A2					
Ag Conc. (ng/spot)		10	30	60	90	120	150
HCV reactive serum	[illegible]	2+	3+	3+	3+	3+	3+
	[illegible]	1+	2+	2+	2+	2+	2+
	[illegible]	1+	2+	2+	2+	2+	2+
	[illegible]	0	1+	1+	1+	1+	1+
	1:160	0	1+	1+	1+	1+	1+
	1:640	0	0	0	0	0	0
	1:1280	0	0	0	0	0	0

Interpretação:

"0" = Sem banda (Negativo),

"1+"= Mancha vermelha rosada ténue, mas claramente visível (positiva),

"2+"= Mancha vermelha rosada de intensidade média, mais forte do que 1+ mas menos do que a mancha de controlo (positiva),

"3+"= Mancha vermelho-rosada de intensidade igual ou superior à da mancha de controlo (positiva). A sensibilidade analítica do antigénio do VHC de A2 foi determinada seguindo o mesmo procedimento de ensaio. O antigénio apresentou uma sensibilidade analítica baixa a uma concentração mais baixa de coloração, mas aumentou gradualmente com o aumento das concentrações de coloração. Não se observou um aumento significativo da intensidade do sinal com concentrações de revestimento superiores a 30 ng/spot do antigénio A2 do VHC.

4.2.5 *Experiência : 2B*
Tabela 14 : *Determinação da sensibilidade e especificidade com diferentes concentrações do antigénio A2 do VHC.*

Sample ID	Sample status	Coating concentrations HCV antigen from A2 (ng/spot)					
		10	30	60	90	120	150
RD 01	Positive	0	1+	1+	1+	1+	1+
RD 07	Positive	0	1+	1+	1+	1+	1+
RD 16	Positive	1+	2+	2+	2+	2+	2+
RD 400	Negative	0	0	0	0	0	0
RD 402	Negative	0	0	0	0	0	0
RD 405	Negative	0	1+	1+	1+	2+	2+

Interpretação:
"0" = Sem banda (Negativo),
"1+"= Mancha vermelha rosada ténue, mas claramente visível (positiva),
"2+"= Mancha vermelho-rosada de intensidade média, mais forte do que 1+ mas menos forte do que a mancha de controlo (positiva), "3+"= Mancha vermelho-rosada de intensidade igual ou mais forte do que a mancha de controlo (positiva).

Com base nos resultados acima referidos, foram selecionadas três concentrações diferentes de antigénio (ou seja, 10 ng, 20 ng e 30 ng) para o estudo da sensibilidade analítica, para a verificação da sensibilidade e da especificidade e para o desenvolvimento posterior do ensaio. Observou-se uma intensidade de sinal baixa até à concentração de 10 ng/ponto de antigénio, juntamente com uma especificidade de 100%, tendo sido observada uma reação de falsos positivos com concentrações de revestimento mais elevadas. No entanto, foram observados resultados ideais a uma concentração de 20 ng/ponto de antigénio A1 do VHC, pelo que foi selecionada para o desenvolvimento posterior do ensaio.

4.2.6 Experiência: 2C

Quadro 15: *Otimização da concentração do antigénio do VHC a partir de A2.*

Sample ID	Sample status	Coating concentrations HCV antigen from A2 (ng/spot)		
		10ng	20ng	30ng
RD 188 (Neat)	Positive	3+	3+	3+
RD-188 (1:40)	Positive	2+	2+	2+
RD-188 (1:80)	Positive	1+	1+	1+
RD-188 (1:160)	Positive	1+	1+	1+
RD-188 (1:320)	Positive	0	1+	1+
RD-188 (1:640)	Positive	0	0	0
RD-188 (1:1280)	Positive	0	0	0
RD 01	Positive	0	1+	1+
RD 07	Positive	2+	2+	2+
RD 16	Positive	3+	3+	3+
RD 400	Negative	0	0	0
RD 402	Negative	0	0	0
RD 405	Negative	0	0	1+

Interpretação:

"0" = Sem banda (Negativo),

"1+"= Mancha vermelha rosada ténue, mas claramente visível (positiva),

"2+"= Mancha vermelho-rosada de intensidade média, mais forte do que 1+ mas menos forte do que a mancha de controlo (positiva), "3+"= Mancha vermelho-rosada de intensidade igual ou mais forte do que a mancha de controlo (positiva).

O padrão de reatividade do antigénio foi baixo a uma concentração de coloração mais baixa, mas mostrou um aumento gradual com o aumento da concentração de coloração. No entanto, a concentrações de coloração mais elevadas, observou-se uma reação falsa positiva. Observou-se uma intensidade de sinal baixa e uma especificidade de 100% a 10 ng/ponto de concentração de antigénio e uma sensibilidade de 100% e uma reação de falsos positivos a 30 ng/ponto, mas a 20 ng/ponto de concentração de antigénio foram observados resultados ideais (ou seja, sensibilidade e especificidade de 100%). Por conseguinte, a concentração de 20 ng/ponto do antigénio A2 do VHC foi selecionada para o desenvolvimento posterior do ensaio.

Quadro 16: Estudo de diferentes cocktails de antigénios do VHC

Combination	HCV antigen	Antigen Conc/spot	Results		
			Sensitivity	Specificity	Analytical sensitivity
1	A1	100 ng	5/7= 71%	30/30= 100%	1:320
	A2	10 ng			
2	A1	120 ng	6/7= 85%	30/30= 100%	1:640
	A2	10 ng			
3	A1	130 ng	6/7= 85%	28/30= 93.33%	1:640
	A2	10 ng			
4	A1	100 ng	6/7= 85%	30/30= 100%	1:320
	A2	20 ng			
5	A1	120 ng	7/7= 100%	30/30= 100%	1:640
	A2	20 ng			
6	A1	130 ng	7/7= 100%	28/30= 93.333%	1:640
	A2	20 ng			
7	A1	100 ng	5/7= 7%	29/30= 96.66%	1:320
	A2	30 ng			
8	A1	120 ng	7/7= 100%	29/30= 96.66%	1:640
	A2	30 ng			
9	A1	130 ng	7/7= 100%	26/30= 86.66%	1:640
	A2	30 ng			

A combinação 5 mostrou sensibilidade e especificidade. Enquanto outras combinações com concentrações de antigénio mais baixas apresentaram resultados falsos negativos com amostras fracamente reactivas, as combinações de antigénio com concentrações de antigénio mais elevadas apresentaram reacções falsas positivas. Verificou-se também que a sensibilidade analítica era mais elevada (reactiva a 1:640) quando a combinação 5 foi utilizada em comparação com outras combinações de antigénios, pelo que a combinação de antigénios 5 foi selecionada para a avaliação interna do ensaio de fluxo do VHC.

4.3 Estudo de avaliação :

A avaliação interna foi efectuada a uma concentração de 120 ng/ponto do antigénio A1 e a uma concentração de 20ng/ponto do antigénio A2, tal como determinado em experiências anteriores, em termos de sensibilidade e especificidade através do rastreio de um grande número de amostras. Como se mostra no quadro, foram analisados 32 números de amostras reactivas ao HCV e 100 amostras não reactivas para a evolução deste ensaio, tendo a sensibilidade e a especificidade determinadas sido de 100% e 100%, respetivamente.

4.3.1 Ensaio de amostras positivas para o VHC para determinar a sensibilidade do ensaio de passagem do VHC

Quadro 17: Testes de amostras positivas para o VHC para determinar a sensibilidade do ensaio de passagem do VHC

Sr. No.	Sample ID	Sample Status	Results	Sr. No.	Sample ID	Sample Status	Results
1	RD 01	Positive	1+	17	RD 36	Positive	1+
2	RD 02	Positive	1+	18	RD 37	Positive	1+
3	RD 07	Intermediate	2+	19	RD 38	Positive	2+
4	RD 08	Positive	2+	20	RD 39	Positive	2+
5	RD 09	Positive	3+	21	RD 40	Positive	2+
6	RD 10	Positive	2+	22	RD 42	Positive	2+
7	RD 13	Positive	2+	23	RD 59	Intermediate	3+
8	RD 16	Positive	3+	24	RD 119	Positive	2+
9	RD 17	Positive	2+	25	RD 141	Positive	2+
10	RD 18	Positive	2+	26	RD 145	Positive	2+
11	RD 19	Positive	2+	27	RD 192	Positive	2+
12	RD 20	Positive	2+	28	RD 293	Positive	2+
13	RD 28	Positive	2+	29	RD 297	Positive	2+
14	RD 30	Positive	2+	30	RD 424	Positive	2+
15	RD 33	Positive	1+	31	RD 438	Positive	1+
16	RD 34	Positive	1+	32	RD 411	Positive	1+

4.3.2 Titulação do ponto final com amostras positivas para o VHC :

Quadro 18: Titulação do ponto final com amostras positivas para o VHC

Sr. No.	Sample ID	Sample status	Criteria	Results
1	RD 188 (1:160)	Positive	2+	2+
2	RD 188 (1:320)	Positive	1+	1+
3	RD 188 (1:640)	Positive	0	1

4.3.3 Ensaios com amostras potencialmente interferentes para determinar a especificidade do HCV Flow through:

Tabela 19: *Testes com amostras potencialmente interferentes para determinar a especificidade do HCV Fluxo através de*

Testes com amostras de soro reativo ao VIH Testes com amostras de soro reativo ao HBsAg

Sample ID	Sample status	Results	Sample ID	Sample status	Results
RD - 123	Negative	Negative	HBsAg – 2/12	Negative	Negative
RD - 148	Negative	Negative	HBsAg - 4/12	Negative	Negative
RD - 191	Negative	Negative	HBsAg - 5/12	Negative	Negative
RD - 211	Negative	Negative	HBsAg -11/12	Negative	Negative
RD - 213	Negative	Negative	HBsAg -12/12	Negative	Negative
RD - 354	Negative	Negative	HBsAg -15/12	Negative	Negative
HIV-1	Negative	Negative	HBsAg -16/12	Negative	Negative
HIV-2	Negative	Negative	HBsAg -17/12	Negative	Negative
HIV-4	Negative	Negative	HBsAg -9/12	Negative	Negative
HIV-6	Negative	Negative			
HIV-8	Negative	Negative			

Testes com amostras de soro positivas para sífilis : Testes com amostras de soro positivas para AR :

Sample ID	Sample status	Results	Internal Sample ID	RA (IU/mL)	Results
SS-TP-1/12	Negative	Negative	RDL-1	20	Negative
SS-TP-5/12	Negative	Negative	RDL-2	59	Negative
SS-TP-12/12	Negative	Negative	RDL-3	319	Negative
SS-TP-13/12	Negative	Negative	RDL-17	85	Negative
SS-TP-19/12	Negative	Negative	RDL-76	298	Negative
SS-TP-21/12	Negative	Negative	RDL-99	39	Negative
SS-TP-23/12	Negative	Negative	RDL-103	397	Negative
SS-TP-24/12	Negative	Negative	RDL-173	907	Negative
SS-TP-26/12	Negative	Negative	RDL-177	119481	Negative
SS-TP-30/12	Negative	Negative			

Testes com amostras com elevado teor de bilirrubina Testes com amostras com elevado teor de IgE

Sample ID	Bilirubin (mg/dL)		Results	Internal Sample ID	IgE (IU/ml)	Results
	Direct	Total bilirubin				
RDL-36	0.79	-	Negative	RDL-86	208	Negative
RDL-46	1.44	-	Negative	RDL-126	694	Negative
RDL-56	-	2.6	Negative	RDL-178	534	Negative
RDL-170	1.96	2.8	Negative			
RDL-253	7.48	9.5	Negative			
RDL-258	5.61	6.6	Negative			
RDL-259	0.12	0.4	Negative			

4.3.4 Testes com dadores saudáveis para determinar a especificidade do HCV Flow through :

Tabela 20: Testes com dadores saudáveis para determinar a especificidade do fluxo de HCV

Sr No.	Sample ID	Sample status	Results of HCV Flow through	Sr No.	Sample ID	Sample status	Results of HCV Flow through
1	RD 1806	Negative	Negative	30	RD 2052	Negative	Negative
2	RD 1812	Negative	Negative	31	RD 2053	Negative	Negative
3	RD 1837	Negative	Negative	32	RD 2054	Negative	Negative
4	RD 1845	Negative	Negative	33	RD 2055	Negative	Negative
5	RD 1847	Negative	Negative	34	RD 2056	Negative	Negative
6	RD 1969	Negative	Negative	35	RD 2080	Negative	Negative
7	RD 1974	Negative	Negative	36	RD 2089	Negative	Negative
8	RD 1982	Negative	Negative	37	RD 1601	Negative	Negative
9	RD 1983	Negative	Negative	38	RD 1606	Negative	Negative
10	RD 1993	Negative	Negative	39	RD 1120	Negative	Negative
11	RD 1994	Negative	Negative	40	RD 1130	Negative	Negative
12	RD 2006	Negative	Negative	41	RD 1151	Negative	Negative
13	RD 2011	Negative	Negative	42	RD 1189	Negative	Negative
14	RD 2013	Negative	Negative	43	RD 1608	Negative	Negative
15	RD 2019	Negative	Negative	44	RD 1610	Negative	Negative
16	RD 2020	Negative	Negative	45	RD 1611	Negative	Negative
17	RD 2021	Negative	Negative	46	RD 1616	Negative	Negative
18	RD 2029	Negative	Negative	47	RD 1617	Negative	Negative
19	RD 2031	Negative	Negative	48	RD 1638	Negative	Negative
20	RD 2035	Negative	Negative	49	RD 1629	Negative	Negative
21	RD 2039	Negative	Negative	50	RD 1630	Negative	Negative
22	RD 2040	Negative	Negative	51	RD 1633	Negative	Negative
23	RD 2041	Negative	Negative	52	RD 1634	Negative	Negative
24	RD 2043	Negative	Negative	53	RD 1637	Negative	Negative
25	RD 2044	Negative	Negative	54	RD 1639	Negative	Negative
26	RD 2046	Negative	Negative	55	RD 1641	Negative	Negative
27	RD 2047	Negative	Negative	56	RD 1650	Negative	Negative

| 28 | RD 2050 | Negative | Negative | | 57 | RD 1661 | Negative | Negative |
| 29 | RD 2051 | Negative | Negative | | 58 | RD 1667 | Negative | Negative |

Sr No.	Sample ID	Sample status	Results of HCV Flow through		Sr No.	Sample ID	Sample status	Results of HCV Flow through
59	RD 1672	Negative	Negative		80	RD 1832	Negative	Negative
60	RD 1682	Negative	Negative		81	RD 1834	Negative	Negative
61	RD 1684	Negative	Negative		82	RD 1836	Negative	Negative
62	RD 1685	Negative	Negative		83	RD 1838	Negative	Negative
63	RD 1697	Negative	Negative		84	RD 1839	Negative	Negative
64	RD 1699	Negative	Negative		85	RD 1842	Negative	Negative
65	RD 1801	Negative	Negative		86	RD 1844	Negative	Negative
66	RD 1802	Negative	Negative		87	RD 1848	Negative	Negative
67	RD 1803	Negative	Negative		88	RD 1849	Negative	Negative
68	RD 1805	Negative	Negative		89	RD 1850	Negative	Negative
69	RD 1807	Negative	Negative		90	RD 1851	Negative	Negative
70	RD 1809	Negative	Negative		91	RD 1852	Negative	Negative
71	RD 1813	Negative	Negative		92	RD 1853	Negative	Negative
72	RD 1814	Negative	Negative		93	RD 1854	Negative	Negative
73	RD 1819	Negative	Negative		94	RD 1855	Negative	Negative
74	RD 1820	Negative	Negative		95	RD 1856	Negative	Negative
75	RD 1822	Negative	Negative		96	RD 1858	Negative	Negative
76	RD 1823	Negative	Negative		97	RD 1859	Negative	Negative
77	RD 1825	Negative	Negative		98	RD 1860	Negative	Negative
78	RD 1827	Negative	Negative		99	RD 1861	Negative	Negative
79	RD 1831	Negative	Negative		100	RD 1862	Negative	Negative

4.3.5 Resumo do estudo de avaliação:

Quadro 21: *Resumo do estudo de avaliação*

Sample type					SIGNAL HIV BLINK Results	
					Positive	Negative
Total Number of samples n= 182	Serum/plasma	HIV Positive samples n= 32	-		32	00
		Sensitivity			100%	
		HIV Negative samples n= 150		Normal Donor	00	100
			Interfering substances	IgE containing samples	00	04
				RA positive serum samples	00	09
				Bilirubin containing samples	00	07
				HIV reactive Serum Samples	00	11
				HBsAg reactive Serum Samples	00	09
				Syphilis positive Serum Samples	00	10
		Specificity			100%	
Total Number of samples					32	150

Findings :

$$\text{SENSITIVITY} = \frac{\text{True Positive}}{\text{True Positive} + \text{False Negative}} \times 100$$

$$= \frac{32}{32+0} \times 100 = 100\,\%$$

$$\text{SPECIFICITY} = \frac{\text{True Negative}}{\text{True Negative} + \text{False Positive}} \times 100$$

$$= \frac{150}{150+0} \times 100 = 100\,\%$$

5. <u>CONCLUSÃO E DEBATE</u>

O presente estudo foi realizado em três partes diferentes.

- ❖ A primeira parte do estudo foi a caraterização dos antigénios do VHC. Determinação da concentração de antigénios do VHC pelo método de estimativa de proteínas de Folin-Bowery. A concentração de antigénios do VHC de diferentes fontes foi considerada comparável à concentração indicada no COA do fabricante.

- ❖ Depois disso, a pureza dos antigénios do VHC foi determinada por SDS-PAGE. Os resultados foram considerados em conformidade com o COA do fabricante.

- ❖ A determinação da reatividade dos antigénios do VHC de diferentes fontes foi determinada por ELISA indireto. Verificou-se que a reatividade e a relação sinal/ruído se situam num intervalo aceitável.

- ❖ Assim, ambos os antigénios foram selecionados para o desenvolvimento do ensaio de fluxo através do HCV.

- ❖ Na segunda parte do estudo, otimização da concentração de antigénio no ensaio de imunofluxo para o diagnóstico do VHC.

- ❖ No estudo de otimização, determinação da sensibilidade analítica dos antigénios do VHC e da sensibilidade e especificidade dos antigénios do VHC.

- ❖ A sensibilidade analítica do antigénio do VHC de A1 foi determinada pela experiência 1A com o mesmo procedimento de ensaio. O antigénio apresentou uma sensibilidade analítica baixa a uma concentração de revestimento inferior, mas aumentou gradualmente com o aumento das concentrações de revestimento. Não se observou um aumento significativo da intensidade do sinal com concentrações de revestimento superiores a 120 ng/spot do antigénio A1 do VHC.

- ❖ Com base nos resultados da experiência 1B, foram selecionadas três concentrações diferentes de antigénio (ou seja, 100 ng, 120 ng e 130 ng) para o estudo da sensibilidade analítica, para a verificação da sensibilidade e da especificidade e para o desenvolvimento posterior do ensaio.

Observou-se uma intensidade de sinal baixa até uma concentração de antigénio de 90 ng/ponto, sem reacções falsas positivas, e observou-se uma reação falsa positiva com uma concentração de revestimento superior a 120 ng/ponto; no entanto, foram observados resultados ideais a uma concentração de antigénio A1 do VHC de 120 ng/ponto, pelo que foi selecionada para o desenvolvimento posterior do ensaio.

❖ Com base nas experiências 1C, o padrão de reatividade do antigénio foi baixo a uma concentração de coloração mais baixa, mas aumentou gradualmente com o aumento da concentração de coloração. No entanto, foi observada uma reação falsa positiva a concentrações de coloração mais elevadas. Observou-se uma intensidade de sinal baixa e uma especificidade de 100% a 100 ng/ponto de concentração de antigénio e uma sensibilidade de 100% e uma reação de falsos positivos a 130 ng/ponto, mas a 120 ng/ponto de concentração de antigénio foram observados resultados ideais (isto é, sensibilidade e especificidade de 100%). Por conseguinte, a concentração de 120 ng/ponto de antigénio A1 do VHC foi selecionada para o desenvolvimento posterior do ensaio.

❖ A sensibilidade analítica do antigénio do VHC de A2 foi determinada pela experiência 2A com o mesmo procedimento de ensaio. O antigénio apresentou uma sensibilidade analítica baixa a uma concentração mais baixa de mancha, mas aumentou gradualmente com o aumento das concentrações de mancha. Não se observou um aumento significativo da intensidade do sinal com concentrações de revestimento superiores a 30 ng/spot do antigénio A2 do VHC.

❖ Para determinar a sensibilidade e a especificidade com diferentes concentrações de antigénio A2 do VHC Com base nos resultados da experiência 2B acima referidos, foram selecionadas três concentrações diferentes de antigénio (ou seja, 10 ng, 20 ng e 30 ng) para o estudo da sensibilidade analítica, para a verificação da sensibilidade e da especificidade e para o desenvolvimento posterior do ensaio. Observou-se uma intensidade de sinal baixa até uma concentração de antigénio de 10 ng/ponto, juntamente com uma especificidade de 100%, e observou-se uma reação de falsos positivos com concentrações de revestimento mais elevadas. No entanto, foram observados resultados ideais a uma concentração de antigénio do VHC A1 de

20 ng/ponto, pelo que foi selecionada para o desenvolvimento posterior do ensaio.

* O padrão de reatividade do antigénio foi baixo a uma concentração de coloração mais baixa, mas mostrou um aumento gradual com o aumento da concentração de coloração. No entanto, a concentrações de coloração mais elevadas, observou-se uma reação falsa positiva. Observou-se uma intensidade de sinal baixa e uma especificidade de 100% a 10 ng/ponto de concentração de antigénio e uma sensibilidade de 100% e uma reação de falsos positivos a 30 ng/ponto, mas a 20 ng/ponto de concentração de antigénio foram observados resultados ideais (ou seja, sensibilidade e especificidade de 100%). Por conseguinte, a concentração de 20 ng/ponto do antigénio A2 do VHC foi selecionada para um maior desenvolvimento do ensaio.

* A fim de melhorar a sensibilidade do ensaio, os antigénios do VHC de diferentes fontes foram detectados em diferentes combinações de antigénios A combinação 5 mostrou sensibilidade e especificidade. Enquanto outras combinações com concentrações de antigénio mais baixas apresentaram resultados falsos negativos com amostras fracamente reactivas, as combinações de antigénio com concentrações de antigénio mais elevadas apresentaram reacções falsas positivas. Verificou-se também que a sensibilidade analítica era mais elevada (reactiva a 1:640) quando a combinação 5 foi utilizada em comparação com outras combinações de antigénios, pelo que a combinação de antigénios 5 foi selecionada para a avaliação interna do ensaio de fluxo do VHC.

* A terceira parte do estudo consiste na avaliação interna do ensaio de fluxo desenvolvido com 182 amostras clínicas. Estas incluem 32 amostras fortemente positivas para o VHC, 50 amostras potencialmente interferentes e 100 dadores normais saudáveis. O ensaio desenvolvido revelou uma sensibilidade e especificidade de 100%.

6. <u>RESUMO</u>

No presente trabalho, desenvolvi um ensaio de fluxo por imunofiltração para a deteção de anticorpos contra o vírus da hepatite C. O ensaio desenvolvido tem uma sensibilidade de 100% e uma especificidade de 100%. O ensaio desenvolvido tem uma sensibilidade e especificidade de 100%. O ensaio é simples e eficiente em termos de tempo. Para efetuar o teste não é necessário um técnico altamente qualificado. Além disso, este teste tem de ser avaliado com um grande número de amostras clínicas.

<u>**REFERÊNCIAS**</u>

- Alan Franciscus Liz Highleyman, "Um guia para compreender a Hepatite C HCV 2011"
- Ashis Mukhopadhya. "Hepatitis C in India", Journal Of General Virology (1999) 73:250-255
- Blatt L. M.; Tong, M. (2004). Colacino, J. M.; Heinz, B. A. Eds. Hepatitis prevention and treatment. Basel: Birkhauser. p. 32.
- Chadha M S, Tungatkar S P e Arankalle V A 1999 Prevalência insignificante de anticorpos contra a hepatite C numa zona rural do oeste de Maharashtra; Indian J. Gastroenterol. 18 22-23
- Davis GL, Hoofnagle JH: Reativação da hepatite crónica do tipo B que se apresenta como hepatite viral aguda. Ann Intern Med 102:762, 1985
- Freeman AJ, Zekry A, Whybin LR et al. Hepatitis C prevalence among Australian injecting drug users in the 1970s and profiles of virus genotypes in the 1970s and 1990s. Med. J. Aust. 2000; 172: 588-91.
- Georg M. Lauer, M.D., e Bruce D. Walker, M.D. Infeção pelo vírus da hepatite C, N Engl J Med, Vol. 345, No.1 5 de julho de 2001
- Recursos e apoio para a hepatite C, Teste da hepatite C. Publicação NIH nº 99-4230.
- Highet D. W., Imunoensaio sensível utilizando nanopartículas revestidas, USPTO Application #: 20090305231
- "Ficha de informação sobre a hepatite C". Organização Mundial de Saúde. 2011. http://www.who.int/mediacentre/factsheets/fs164/en/index.html Retrieved 2011 -07-13
- HEPATITE C , "Review of Current Treatments and Market Opportunities Novmber 2008. "NIH PUBLICATION NO-106.
- José Carlos Ferraz da Fonseca . "História das hepatites virais" Ex-Professor, Universidade Federal do Amazonas, Manaus, AM
- Kato N (2000). "Genoma do vírus da hepatite C humana (HCV): organização genética, diversidade de sequências e variação". Microb. Comp. Genómica 5 (3): 129-51. PMID 11252351
- Kazuaki Takahashi, Hiroaki Okamoto, Shinya Kishimoto, Eisuke Munekata, Katsumi Tachibana, Yoshihiro, Hiroshi Yoshizawa e Shunji Mishiro. "Demonstration of a hepatitis C virus-specific antigen predicted from the putative core gene in the circulation of infected

host", journal of general virology (1992)73:667-672.

- Li Xie, Yue-ping Guang, Fang Liu, Hong-bo Shi, Li Yan e Jin-li Lou "Um imunoensaio baseado em micropartículas magnéticas para o antigénio NS3 do vírus da hepatite C". African Journal of Microbiology Research Vol. 5(1), pp. 28-33, 4 de janeiro de 2011. http://www.academicjournals.org/ajmr

- Mauss, Berg, Rockstroh, Sarrazin, Wedemeyer. "Breve Guia da Hepatite C 2011".

- Mauss, Berg, Rockstroh, Sarrazin, Wedemeyer. "Breve Guia da Hepatite C 2012".

- www.Qiagen.com/geneglobe/pathwayview

- www.RDT information. Com "Informações actuais sobre testes de diagnóstico rápido".

- Smith DB, Mellor J, Jarvis LM et al. Variation of the hepatitis C virus 5' non-coding region: implications for secondary structure, virus detection and typing. The International HCV Collaborative Study Group. J. Gen. Virol. 1995; 76: 1749-1761.

- Stephane Chevaliez e Jean-Michel Pawlotsky "HCV Genome and Life Cycle "African Journal of Microbiology Research Vol-2(4),pp.8-11.

- Stephen L. Chen, Timothy R. Morgan. "The natural history of hepatitis c virus(HCV)infection",International Journal Of Medical Sciences(2006)47-52.

- Sumera Naz, Attya Bhatti, Mohammad Shoaib Khan. PMRC Central Research Center, National Institute of Health, Islamabad e Department of Biochemistry Bannu Medical College, Bannu, Paquistão. -EMERGING MOLECULAR APPROACHES AND THE THEIR SIGNIFICANCE IN THE DIAGNOSIS AND MANAGEMENT OF HEPATITIS C VIRUS INFECTIONS Gomal Journal of Medical Sciences July-Dec 2007, Vol. 5, No. 2

- Theodore Sy, M. Mazen Jamal. "Epidemiologia da infeção pelo vírus da hepatite C (VHC)". revista internacional de ciências médicas(2006)41-46.

- O ciclo de vida da hepatite C http://www.epidemic.org/theFacts/hepatitisC/lifeCycle

- OMS, "Prevention & control of viral Hepatitis infection, frame work of global action" (OMS, 2012).

- OMS, " WHO Recommendations on the diagnosis of HIV infection in infants and children" (OMS, 2010).

- OMS, Hepatite C, revisão, (Out-2000).

- Relatório GLOBAL da OMS; 2012

- Wilkins, T; Malcolm, JK, Raina, D, Schade, RR (2010-06-01). "Hepatite C: diagnóstico e tratamento". Médico de família americano 81 (11): 1351 -7.
69
- Xie Li, Wu, X.D.; Huang, D.Z.; Chen, H.L.; He, L.X.; Wang, J.; Han, D.K. (2007). "Aplicação

clínica e análise da deteção do antigénio NS3 do vírus da hepatite C por ELISA no soro humano" Chin. Med. J. (Engl). 120(4), 294-299.

Preparação de reagentes
11) 10% SDS

SDS 10gm

Dissolver 10 g de pó de SDS em 90 ml de água desionizada. Misturar bem com um agitador magnético e completar o volume até 100 ml com água desionizada.

10% APS

APS...10gm

Dissolver 10 g de pó de APS em 90 ml de água desionizada. Misturar bem com um agitador magnético e completar o volume até 100 ml com água desionizada.

Tampão de gel de resolução (pH=8,8)

1,5 M Tris com 0,4% de SDS.

Água purificada .... 80 ml.

Tris ....18.15gm   .

Ajustar o PH-8.8 com 1N HCL ....

SDS .... 0,4 gm.

Perfazer o volume até 100 ml com água purificada.

Tampão de gel de empilhamento (pH=6,8)

o M Tris com 0,4 % de SDS.

Água purificada --- 80 ml.

Tris--12,15 gm.

Ajustar o PH-6.8 com 1N HCL----------------------------

SDS.. 0,4 gm.

Perfazer o volume até 100 ml com água purificada.

Corante *vermelho* redutor

Tampão Laemmli...................950 µl β

Mercaptoetanol....................50 Misturar bem a solução.

1x Tampão de corrida pH=8,8

Base Tris 0,5 M (M.W.121.14)   60,6 gm

Glicina 1,92M (M.W. 75,07) i44.igm

SDS 0,5% 0,5gm

Dissolver e levar o volume total a 1000 ml com água purificada.

Solução de coloração

Coomassie brilliant blue G-2500.5gm

Metanol..................................200.0ml   Acético glacial

Ácido....................................50.0ml   Misturar todos os componentes acima em 250 ml
de ácido purificado

água.

Solução de descoloração

Metanol................................200,0 ml

Ácido acético glacial...................50.0ml

Misturar todos os componentes acima referidos em 250 ml de água purificada.

10тM PBS Fosfato de sódio monobásico (NaH2PO4) 0,2884

gm Hidrogeno-ortofosfato dissódico dibásico (Na2HPO4)   1,0788 gm

Nacl 8,5gm

Dissolver todos os componentes acima referidos em 700 ml de água desionizada com agitação

suave e completar até 1000 ml com água desionizada.

Tampão de revestimento (pH = 9,6 ± 0,2)

Carbonato de sódio.............................0,137 gm

Bicarbonato de sódio...........................0,310 gm

Misturar todos os componentes acima referidos em 70 ml de água purificada. Ajustar o pH a 9,6

e perfazer o volume final de 100 ml com água purificada.

Reagente : Regente de sinal

Conjugado de ouro coloidal de proteína A, 25,1 OD, 40nm.

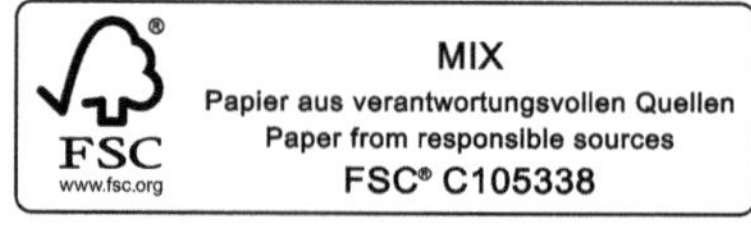

Printed by Books on Demand GmbH, Norderstedt / Germany